U0294966

国家自然基金项目（81774146）
北京市科技新星计划（Z1511000003150125）

如此简单的
循证 2
——循证医学入门之旅

刘清泉·商洪才 ——— 审

李　博·周支瑞 ——— 著

循证茶座合作者（排名不分先后）

首都医科大学附属北京中医医院／北京市中医研究所 循证医学中心：

胡　晶　冯　硕　黄　坡　张会娜　张红凯　赵国桢　陈荷清　杨宇飞
陈　红　张　瑞　哈雁翔　陈奕杉　张淑文　孙雪艳　崔方强

中国中医科学院望京医院：柳诗意

中日友好医院：大泽一洸

中国中医科学院广安门医院：李洪峥

北京中医药大学东直门医院：林繁依　黄雨丝　李天力　杨昊昕

特约审稿专家

张天嵩

整理

首都医科大学附属北京中医医院／北京市中医研究所 循证医学中心：

王雪娇　陈彦秀

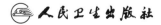

人民卫生出版社

图书在版编目（CIP）数据

如此简单的循证：循证医学入门之旅.2 / 李博，
周支瑞著. -- 北京：人民卫生出版社，2018
ISBN 978-7-117-27427-2

Ⅰ.①如… Ⅱ.①李… ②周… Ⅲ.①循证医学
Ⅳ.①R499

中国版本图书馆 CIP 数据核字（2018）第 210307 号

| 人卫智网 | www.ipmph.com | 医学教育、学术、考试、健康，购书智慧智能综合服务平台 |
| 人卫官网 | www.pmph.com | 人卫官方资讯发布平台 |

如此简单的循证 2——循证医学入门之旅

著　　者：李　博　周支瑞
出版发行：人民卫生出版社（中继线 010-59780011）
地　　址：北京市朝阳区潘家园南里 19 号
邮　　编：100021
E - mail：pmph @ pmph.com
购书热线：010-59787592　010-59787584　010-65264830
印　　刷：北京画中画印刷有限公司
经　　销：新华书店
开　　本：889×1194　1/32　印张：9.5
字　　数：230 千字
版　　次：2018 年 12 月第 1 版　2019 年 6 月第 1 版第 3 次印刷
标准书号：ISBN 978-7-117-27427-2
定　　价：49.80 元

打击盗版举报电话：010-59787491　E-mail：WQ @ pmph.com
（凡属印装质量问题请与本社市场营销中心联系退换）

毛　智　中国人民解放军总医院

孟玲慧　首都儿科研究所科技处

尚菊菊　首都医科大学附属北京中医医院

孙　凤　北京大学公共卫生学院

孙　鑫　中国循证医学中心 / Cochrane 中心

陶立元　北京大学第三医院

田贵华　北京中医药大学东直门医院

田金徽　兰州大学循证医学中心

夏　君　英国伦敦国王大学 / 宁波诺丁汉大学 GRADE
中国中心

熊　俊　江西中医药大学附属医院

曾　琳　北京大学第三医院

曾宪涛　武汉大学循证与转化医学中心

张俊华　天津中医药大学循证医学中心

章红英　首都医科大学中医基础学系

赵鲁卿　首都医科大学附属北京中医医院

赵迎盼　中国中医科学院西苑医院

赵文景　首都医科大学附属北京中医医院

张　玲　首都医科大学

扫描二维码
观看书中视频流程

第 1 步

扫描下方二维码下载"约健康"APP

第 2 步

注册登录"约健康"

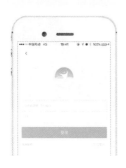

第 3 步

点击扫一扫

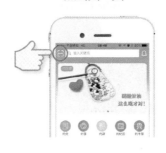

第 4 步

扫描文中篇首二维码，观看视频

"

话说从临床到科研就是修炼乾坤大挪移的过程，也许并不需要太多的时间，而九阳真经才是修炼上乘武功乾坤大挪移的基础，需要慢工出细活。武林秘籍就在这里，我们用心修炼吧。

请通过"约健康"APP扫描二维码，观看视频

天下武功悉出少林——
一图读懂循证精髓

乾坤大挪移之系统评价撰写心法——从具体一篇文章阅读到上手（上）

乾坤大挪移之系统评价撰写心法——从具体一篇文章阅读到上手（下）

九阳真经之实例解读循证检索，一步一步照着做

九阳真经之从临床评价到试验设计的核心（上）

九阳真经之从临床评价到试验设计的核心（下）

请通过"约健康"
APP 扫描二维码，
观看视频

RevMan 软件介绍及实战
演示之凌波微步

实现临床科研一统江湖
的利器 STATA（上）

实现临床科研一统江湖
的利器 STATA（下）

临床研究九阳真经之随
机化分组与样本量估算
的实现

GRADE 软件实际操作步
骤之降龙十八掌

李萍

循证医学自从引入中国，短短的三十年中普遍地被中西医所接受，并不断地应用在临床中，成为临床医师进行医疗决策的重要依据。发展至今，循证医学不断将医学的进步结合医生的经验、患者的愿望，发展成为具有温度的能实践的学科。循证思维和方法也从医学扩展到政府决策、卫生政策的制定、实施和评估等领域，成为热门的通识性课程。

我们最早从国内享有盛誉的李幼平教授那里受到了循证医学的启蒙，又跟从刘建平教授学习了循证医学在中医学和中西医结合中的应用，这一方法对提升临床研究有极大的帮助，也激发了一大批有为的青年人投身于循证事业，而本书编者李博医生就是其中的翘楚。

认识李博，是经他同学的介绍，后又见到他著的《胃靠养，肠靠清》一书，非常生动有趣的科普书，为他的才华和情怀所感动。再见到他，却是他的学术专业科普著作《如此简单的循证》，没想到他把深奥的学术也写得如此诙谐，这是融入了情感和智慧，才能化繁就简，通俗易懂。李博在循证医学上不断有创新，首创"医患共建式循证疗效评价"方法及软件，并担任中华中医药学会基层医生培训"春播""五行""精耕华韵"专家组成员，还以"博"为追求目标，投身公益，成为中华社会救助基金会医基金"甫寸医基金公益项目"发起人。后来邀请李博来我所工作后，他积极开展循证培训和实践，工作有激情，对待病人有真情，参与公益有热情，传播中医文化有感情。每周一为全院开设循证讲座，并定期开办"循证茶座"，积极为临床医师普及循证理念和指导临床设计试验方案，无私地为大家服务，受到大家的热烈欢迎。

李博是认真而又有情怀的人，在推广循证医学实践中不断地付出、积累，简单专注持久，勤播种，收获是丰厚的，我也充满期待。在此书付梓印刷之际，特写一诗以祝贺。

临案常评疗效先，因循求证是开端。
一分为二中心定，万语千言横竖连。
医案相合需谨慎，偏倚取舍要周全。
此书谈笑其间事，以简驭繁释了然。

作于北京妙峰山畔西山居
戊戌年谷雨

商洪才 序

　　自 20 世纪 90 年代初始现，循证医学已在全球、各学科领域得到普及和推广，同时也从最初众星捧月般得到盛赞的 1.0 时代走向了赞扬质疑并存的 2.0 时代。这种改变对于一个学科的发展未尝不是一件好事！所谓不破不立，整个人类文化的进步，就是一个破和立的辨证过程。

　　循证医学面临着发展机遇和挑战，恰当准确的应用是确保循证医学良性发展的关键。而这其中，循证医学理念和方法的科学普及是保证其在医学实践等各学科领域恰当准确应用的重要环节。《如此简单的循证》一书的出版发行在不经意间发挥了"循证科普"的作用，推动了循证医学理念和方法在基层的广泛传播。

　　李博医生，诸多"循证圈（循证 people）"和 TALENT（To Achieve higher Level of Evidence that Need Translation）团队中的一员，自谦为我的学生和助手，多年来坚持不懈、深耕临床，同时善于思考、勇于创新，在承担国家自然科学基金等国家级项目中，探索建立了医患共建叙事医学理念指导下中医临床疗效评价的方法，并成功运用于临床研究和实践。《如此简单的循证 2》即是李博在《如此简单的循证》出版三年之余，秉承循证医学

"当前最佳"和"持续更新、止于至善"的理念,将循证医学的理念和方法与临床实际融合,化身为一个又一个的小故事,浅显易懂、娓娓道来。正如其自序中提到的"务求每一个故事能够打动读者,解决一个问题,引发更深的思考",诚然,这将又是一部高水准的科普书。

无论面对什么样的赞扬和质疑,循证医学均已成为世界卫生组织实现"人人享有健康"的世纪目标、联合国实现千年目标和后千年目标时代发展规划及我国实现健康中国 2030 国家战略最重要的决策理念、方法和证据支撑,这一点是不争的事实,毋庸置疑。

近年来,中医药事业的发展得到了国家高层领导人的高度重视,有人说"中医药的春天来了",但"乍暖还寒、中焦阻塞"。作为"循证中医药圈"中的一分子,我也希望能够和李博医生等 TALENT 团队成员一道,继续为循证中医药学科的建立和发展贡献力量,推动中医药现代化和国际化进程。

"
书将付梓,乐观厥成,爰为之序。
"

作于北京东直门
2018 年 4 月 18 日

自序

循证真爱在一起

三年前，《如此简单的循证》出版发行。在这本书里，用故事和小说的形式，我在丁香园和循证圈的兄弟姐妹，以及关注循证的临床医生共同探讨了循证医学的方方面面，期间，收到了各方朋友们的点评、鼓励，以及修改意见。这些真知灼见，促使我们进一步的思考，进而一起撰写了这本《如此简单的循证2》，来秉承循证医学"当前最佳"和"不断更新"的理念，并采用了图文和视频结合的方式，让这本书立体起来。

循证是一个概念，但最重要的是一份实践，一种信仰。一路走来，尽管也是崎岖的延伸，但终究我们翻越了一座又一座的大山，把循证医学的理念和方法，用一个又一个的故事娓娓道来，积跬步以至千里。治大国者如烹小鲜，循证的过程，也同样需要精心慢工出细活。徜徉在文献检索，临床诊疗，统计分析，疗效评价，指南制作中，我们共同实现着医学的循证化，因为循证医学确实可以把这些内容都一统江湖。

我想起了金庸先生的《倚天屠龙记》，张无忌在短短一个时辰就掌握的绝顶神功——乾坤大挪移。然而，所有人都能这么快地修习上乘武功吗？不是的，张无忌之所以成功，是因为，他有九阳真经的基础，才能炉火纯青，轻车熟路地掌握乾坤大挪移的真谛。循证医学，系统评价也是如此，看似简单的合并，把

RCT 的结果"挪移"到一张森林图里，然而，懂得临床，才知道哪些合并满足同质性；懂得检索，才能筛选目标人群；懂得统计，才知道 RR 的意义；懂得 RevMan 软件，才能把评价和全文的科研表达；懂得循证，才知道合并对于临床的价值的意义。

乾坤大挪移不需要太长时间，但九阳真经需要潜心修炼。从西苑医院到北京中医医院，在循证诊疗的同时，我们的循证团队在不断的临床科研实践中，和各大门派过招，向各位老师学习。用实际的案例和故事，把循证医学的要点和内涵，一点点地展现出来。没有照本宣科，也没有系统全面，但务求每一个故事能打动读者，把循证的一个点钉的深入透彻，解决一个问题，引发更深的思考。我们的目标就是把循证的科普做好，让每一个临床医生都能喜欢读，都能了解循证，最终爱上循证。为什么要让临床医生爱上循证，因为，循证真的很美，是一种有诗意的美，会在科学和艺术中动态平衡，实现叙事医学的人文关怀，也能在诊疗中用医患共建的方式，体现医患联盟的价值，实现大健康的梦想。

从一到二，《如此简单的循证》系列要感恩的人很多，本想写一连串的名字，后来，我想，在临床科研的路上，不是一个人在战斗，重要的是要在一起，在书中，已经有了志同道合的身影。最终，指南和共识在一起，检索评价在一起，临床科研在一起，中医西医在一起，兄弟姐妹在一起，为什么能在一起，因为有真爱和信仰。

2018 戊戌年春于甫寸斋

目录

第五章

循证临床研究

第六章

循证连连看

第一章
如此简单的循证

1

从喝酒认识循证概念

一桌人在喝酒，喝的都是同一个生产批次的 53 度五粮液，也都喝了同样杯子的 10 杯，大家觥筹交错，酒热耳酣。

喝酒之后，老张站起来开始大骂，胡说八道，老李已经晕菜，而老王跑到厕所开始呕吐。老刘、老姜和老李一样，东倒西歪。

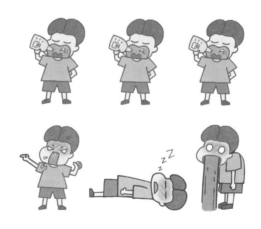

同样是喝酒，饮酒的量和批次、度数都一样，但是为啥反应会不一样？就是今天要说的循证医学。

咱们临床治疗的时候，为什么使用了同样的药物，比如都用的是 20mg 的奥美拉唑，但治疗效果却不一样呢？有的还在反酸，有的彻底好了，有的却出现了不良反应。

这就是我们循证要研究的话题。

什么是循证医学呢？

喝酒后的反应不同是因为不同的人酒量不一样，或许还因为喝酒前吃的饭菜不一样，比如有人吃的肉多，有人吃的菜多，有人什么都没有吃。

咱们诊疗也是一样的，有的人早晨服药，有的人晚上服药，就算是把这些所有的细节都统一了，是张三吃了还是李四吃了，可能也不一样。

无论是医生还是患者，大家总想把问题简单化。医生对一个一个的患者进行临床研究，总想弄出诊疗常规、临床指南，希望能通过固定的方法来治疗疾病。患者就更是如此了，总有患者问我："大夫，我这个胃痛，吃哪个药能好？"所以，我们希望有很多经大规模的临床试验得到的临床证据，以便做出临床决策。这是从个体走向群体的必然。就是说，我们要研究一下，喝了同样的五粮液，究竟是晕菜的人最多，还是呕吐的人最多。无论怎么整，每个人就是不一样。

临床指南要不停地修正，因为在具体运用过程中，总是会遇到或多或少的不同情况。临床问题更是变化莫测，胃痛有多少种变化，有多少种可能，无法让人将其简单化。

循证医学告诉我们，群体到个体之间是有规律可循的，我们应当遵循可以经得起评价的临床证据。从群体中总结的诊疗规律，运用到自己的患者身上，就是循证思维下的循证决策。

请牢记这句话，**循证就是这么简单——医学必定要从个体走向群体，再从群体走向个体**。循证就是要告诉我们这句话。

所有的临床决策、诊断治疗方案，最终的判断者必定是临床医师，医学研究肯定也是从一个又一个的患者，而发现一些共性，从而把这些共性的内容放大，再放大，进行放大镜下的研究。

　　研究出这个共性的东西来，是在不断地接近真理，再回到临床，面对自己的患者。患者是千差万别的，共性的东西要引起注意，患者的个体化也应该引起注意。

　　循证医学实践就是把从群体中得来的诊疗规律作为重要参考，结合患者的价值取向，以及自己的经验，做出最佳的决策。这个是医生的智慧，医生的决定是循证的核心，临床证据再多，再权威和准确，一定是有医生的判断的，没有医生的判断，不能称之为循证决策。

　　饮酒不醉量为高，平均来看，大部分人喝大约 3 两的酒不会醉。每个人要根据自身饮酒的历史和经验，以及今天有没有兴致喝酒，再决定是否去赴宴。

点评

　　本文作者以饮酒为例来阐释循证医学的概念，结合生活实际，立意好、易理解，能够起到良好的启迪作用。循证医学到底是一种思维模式、一种理念、一门学科，抑或是其他，至今仍未有公认的定论，但这并不影响循证医学的传播及其对实践与研究的指导。第一，我个人认为"循证"二字不宜单独使用，需要是一个完整的术语，如循证医学、循证科学、循证社会科学、循证心理学、循证教育学、循证犯罪学、循证决策、循证公共卫生、循证实践等。第二，把握循证医学的关键在于把握其三要素：当前最佳的研究证据、医务人员的临床经验和病人的意愿 / 价值观。当前最佳的研究证据可能是外部证据，亦可是医务人员已经学习转化了的内部证据。而证据是要分级和不断更新的，这就要求医务人员必须不断地学习、更新。第三，证据不等于决策，证据只是决策的要素之一。换句话说，证据再好不等于对我有用，亦不等于我会选择，必须结合另外两个要素才能产生决策。因此，无论是临床实践指南、系统评价/Meta分析、证据整合，抑或是一次研究证据，都只是为决策提供参考的，其目的是尽量保证决策的科学性。最后，让我们一起徜徉在循证医学研究、教学、实践和争鸣的路上，以酒会友、相逢共举杯，来来来，喝完这一杯，还有三杯。

点评专家简介

曾宪涛，副主任医师，副教授，硕士生导师。现任武汉大学循证与转化医学中心/武汉大学第二临床学院循证医学与临床流行病学教研室/武汉大学中南医院循证与转化医学中心副主任，中国医疗保健国际交流促进会循证医学分会副主委兼秘书长、青年委员会主委，中华预防医学会循证预防医学专委会常委兼方法学组组长，中国医师协会循证医学专委会委员，《中国循证心血管医学杂志》常务编委，《中国循证医学杂志》编委等。

2
一图读懂循证核心

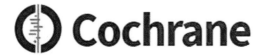

这是著名的 Cochrane 协作网的标志。

任何的标志都不是随便设置的，必然凝聚了该组织的核心价值观，如果想了解这个组织，就从标志入手，简单、快捷，直中核心。

标志上的 Cochrane 是什么？是人？何许人也？百度一下。从官网入手。

http://www.cochrane.org/

简单的说，Cochrane 先生是循证思维的先驱，以他的名字命名的 Cochrane 协作网是当前循证医学最重要的园地，承担着循证这艘大船最重要的补给，是学习循证最优良的港湾。也可以这么说，Cochrane 协作网可看作是循证的娘家人。

Archibald Leman Cochrane，CBE FRCP FFCM，（1909-1988）。

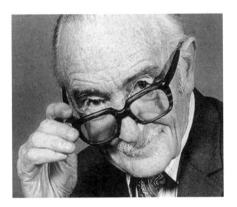

Archie Cochrane，c.1949，photographed by Dr. Albert Rinsler，
at the UK Medical Research Council's Pneumoconiosis
Research Unit in Penarth，South Wales'.
Archie Cochrane，after retiring as director of the British
Medical Research Council Epidemiology Unit in Cardiff，1980s.

言归正传，Cochrane 协作网标志，由一个圆形图以及围绕圆形图的两个粗体同心半环图共同构成。Cochrane 协作网所属成员国的 Cochrane 中心均采用此图作为中心的标志。

每一个标志都代表了浓缩的精华，我们好好品味一下这个精华。

越靠近中间的位置当然越重要。

每一横线都是一个临床试验，代表一个临床试验结果的可信区间，横线越短则试验精确度越高，结果越可靠；垂直线即等效线（代表 OR=1）将圆一分为二，可用于判断结果差别有无统计学意义，以区别治疗效果，一般来说具有疗效的试验结果分布于垂直线左侧（不利指标如病死率，试验组比对照组的值越小说明越少，代表更好）；若横线落在垂直线右侧，则表明治疗结果无效。横线与垂直线相接触或相交，则表明该 RCT 中的不同治疗措施间差异无统计学意义，也就是说，两者没有差别。圆形图内下方的菱形符号称为 "diamond"（钻石），代表以上 7 个 RCT 的合并结果。符号位于左边表明治疗措施有效，位于右边则表明治疗措施弊大于利。

这个图取自一个真实的 Meta 分析。该圆形图展示了一项短程价廉的激素类药物氢化可的松治疗可能降低早产儿病死率疗效的随机对照试验系统评价结果。

7 项试验的时间不同。第一个试验于 1972 年报道。至 1991 年，另外 6 项试验结果也相继完成报道，但 7 个试验结果不一致，该疗法是否利大于害，根据单个的临床试验结果难以确定。而系统评价结果明确肯定：氢化可的松的确可降低新生儿死于早产并发症的危险，使早产儿死亡率下降 30%~50%。所以，综合来看，这是一个非常有意义的合并，让真实浮出水面。

1989 年之前，由于没有进行相关的系统评价分析和报道，多数产科医师并未认识到该项治疗措施的效果，成千上万的早产儿可能因其母亲未接受相应治疗而死亡（还耗费更多不必要的治疗费用）。

事实上，在临床医学中，由于未能根据 RCTs 制作出及时的、不断更新的系统评价而导致以丧失生命为代价的这类例子，不胜枚举。

需要先说明一下，这些样本，必须经过严格的评价，确定是绝对的随机对照试验且质量过关。之后我们要花工夫看一看，是否满足临床同质性和统计学同质性，才能进行合并。

也就是说，合并要很慎重，很慎重，合并以后的结果才会有意义。

这样多个样本的综合，可以尽量减少偏倚的可能性，这样才是循证医学进行高质量研究合并的最初思想。从而，我们可以更肯定地说，某项资料措施，究竟是否真的对该病有肯定的疗效。

觉得不过瘾，从官网读一下原始的英文故事吧。在官网搜索"logo"就会呈现。

点评

一图胜千言。李博老师此次介绍的这张图，既是 Cochrane 协作网的官方标志，也是理解系统评价和 Meta 的精髓。

科学的医学知识是指导医学实践的明灯。千百年来，医生为探求医学真知进行了艰辛的探索，患者也为此付出了鲜血与生命的代价。一个经典的例子是：美国儿童保健专家斯波克（Benjamin Spock）医生，他的畅销书《婴儿与儿童保健》（Baby and Child Care）几十年来一直被父母和专家们奉为育儿宝典。从 1956 年著作的出版到 20 世纪 70 年代末，他一直认为："婴儿平躺睡眠有两大坏处：一是如果婴儿呕吐，躺着睡使他更可能被呕吐物呛噎；二是婴儿倾向于将头一直偏向同一边……这可能使一侧头部扁平……我认为最好一开始就让婴儿习惯趴着睡"。2005 年《国际流行病学杂志》发表的一篇累积系统评价发现，婴儿俯卧睡眠与猝死综合征之间的风险比值比高达 4.15，而且早在 1970 年，就已经有观察性研究证据显示，婴儿俯卧睡眠和猝死综合征相关，但直到 2002 年之前的近 30 多年间，仍不断有父母让婴儿出生后趴着睡觉。假设从 1970 年开始，就将该证据及时转化的话，可以预防英国超过 1 万名婴儿以及欧美 5 万名婴儿猝死。为了避免专家经验的误导，更为了科学验证所有的医疗干预措施，1948 年，英国医学会组织设计、实施了链霉素治疗肺结核的随机对照试验，揭开了近代临床试验崭新的一页。在医学领域，设计科学、实施严谨和报告规范的临床研究，带领医生和患者走出医学知识的迷雾。

随着临床研究的不断增多，一方面，其质量参差不齐，大量临床研究不符合基本的要求和标准：有学者调查了中国发表的 RCT 的质量，发现真正的随机对照试验不足一成。另一方面，针对同一问题的研究结果常常不一致甚至矛盾，给临床医生决策带来困扰。比如，1998 年在《新英格兰医学杂志》同一期刊登了 2 篇随机对照试验，其中一篇的结论为，根除幽门螺旋杆菌感染不能缓解非溃疡性消化不良的症状；而另一篇的结论为：根除幽门螺旋杆菌感染可以缓解非溃疡性消化不良的症状。在这种情况下，仅依靠单个的临床研究指导医疗实践是远远不够的，必须将研究同一主题或疾病的所有临床研究全面纳入，严格对其质量进行评价后，在同质的基础上进一步进行合并分析，才能够得到更为精确的结果。系统评价，尤其是高质量 Cochrane 系统评价的出现，为医学领域带来了一场新的革命，《柳叶刀》杂志将 Cochrane 协作网称为"全人类的基因组计划"。而 Cochrane 协作网标志的诞生，是为了纪念这段历史，让更多公众了解 Cochrane 的意义，以及让更多的人参与到这份伟大的事业当中。

点评专家简介

陈耀龙，医学博士，兰州大学 GRADE 中国中心主任，世界卫生组织指南实施与知识转化合作中心主任，亚洲指南协会（GIN）秘书长。

作为负责人或主要项目成员，近 5 年共主持制订、评审和参与国内外循证指南 100 余部，在国内外同行评审期刊（包括 *JAMA*，*The BMJ*，*The Lancet*，*Ann Intern Med*，*The Bulletin of the World Health Organization* 等）发表循证

医学、指南和 GRADE 方法学论文 100 余篇。陈耀龙博士是国际指南注册平台（http://www.guidelines-registry.org/）和国际指南报告规范 RIGHT（http://www.right-statement.org/）的发起人和牵头人。主编、参编高等教育出版社《循证医学》、人民卫生出版社《循证临床指南制定与实施》《循证医学》《系统评价指导手册》《GRADE 在系统评价和实践指南中的应用》等教材和专著 10 余部。

视频（请通过"约健康"APP 扫码观看，下载"约健康"APP 请参见文前第 5 页。）

天下武功悉出少林——一图读懂循证精髓

3

从临床出发——
医生如何开始循证 SCI 之路

万事开头难，临床医生怎样开始 SCI［美国《科学引文索引》（Science Citation Index，SCI）］之路呢，需要我们平时就有循证的思维，并且有转化成 PICOS 的意识。

其实这个也简单，因为循证简单到就两件事，这两件事情都伴随诊疗过程产生的思考。坐在诊室里面，医生诊疗的目的就是为了治好患者，让疾病发生的不良后果降到最低。如何达到这个目的呢？

某天，在医院神经内科的诊室，医生接诊了一个患者。这是一位 60 岁的男性患者，发病 12 小时后到达医院，已经经过 CT 证实为急性脑梗死，无颅内高压及其他并发症，病情与诊断清晰。家属迫切地想知道，怎样才能好起来，让患者恢复健康，灵活自如，犹如以前。作为神经内科专业医师，就要思考，对于这个急性脑梗死患者，应该选用什么治疗方法来降低死亡和残疾的风险？

为了更好地诊疗这个患者，医生为这个患者开了住院单，并给出一项治疗：每天口服 1 次 100mg 的阿司匹林肠溶片。从各方得到的信息，阿司匹林是有效治疗脑卒中、预防血小板聚集、预防再卒中的有效药物，临床使用了这么多年，真的是这样吗？我们需要擦亮自己的眼睛。为了打破砂锅问到底，医生决定检索 Cochrane，看是否有可信的证据说明使用阿司匹林可以有效治疗脑卒中，预防再次脑梗死；看看当前还有哪些措施可以使用。结果显示，该研究早已经水落石出。这是一个经典的神经内科的系统评价，可以在 Cochrane Library 中检索得到，包括经典 RCT 研究确凿证明——阿司匹林可以有效地预防血小板聚集，预防再卒中。同时可以检索到，及早进入卒中单元也是使肢体功能恢复的有效方法。

如果李医生发现，还没有系统评价对"阿司匹林治疗脑卒中"进行全面的评价总结，为了彻底清楚了解当前"阿司匹林治疗脑卒中"的状况是否确实存在，可以在 Cochrane 协作网注册一篇题目，为临床制作这篇系统评价，此时，需要进行一次全面的文献检索。

这是两种目的不同的循证检索，有其共通之处，核心目的只是一个。然而我们要在头脑中清楚地认识到，究竟要干什么，明确检索和诊疗的目的，而归根到底，最终的目的是为了弄明白，针对患者病情所做的诊疗措施，是否真的对他有好处。从这一点出发，我们可以为患者着想，同时，也是真正临床科研的出发点，就像是来自真实事件的电影一般都会比较震撼一样，来自解决实际临床的问题的科研，才是 SCI 的王道。

不要问没有证据怎么办，我们的目标是，没有最好，只有更好，医学的探索过程让诊疗措施只能一部分明确起来，逐步达到共同明确，只有通过合理的手段让一部分证据明确起来，先明确带动后明确，逐步达到共同明确。

其实循证医学 SCI 那些事儿，就这两件。

（1）合理正确使用证据，检索当前最佳证据并运用到临床。这主要针对临床医师用户，通过检索当前诊疗最佳证据，结合当前的情况和经验，参考使用到自己的患者身上，以达到最佳的治疗效果。

（2）严格评价制作证据，检索当前全部相关内容的研究，对当前所有某干预措施治疗某病的研究进行检索，尽量保证查全，为下一步的系统评价的制作提供全面的资料，并严格评价研究，宁缺毋滥地纳入，进行综合评定。

点评 1

在临床决策过程中，大多数一线临床医生都会按照最新的临床指南按部就班地指导患者的治疗，而缺少了笔者文章中提到循证思维及 PICOS 意识，进而无法从日常的临床诊疗中找寻问题，开始属于自己的循证医学 SCI 之路。本文以急性脑梗死临床实例为切入，娓娓道来循证医学的基础概念及应用技能，即第一，要在临床诊疗中勤于思考、敢于质疑、精于检索，搜寻到最佳诊疗证据运用于患者身上；第二，要在制作证据中全面检索、严格评价、综合评定，书写出解决实际临床问题的 SCI，终极目标都是使患者的获益最大最优化。希望阅读笔者的此篇文章后，大家都可以将 Cochrane Library 放入自己的收藏夹，真正开始循证 SCI 之路。

点评专家简介

李彬，主任医师，硕士生导师，副教授，院长助理兼针灸科主任，国家级名老中医周德安徒弟。中国针灸学会理事，中国中医药研究促进会针灸康复分会常务理事，中华中医药学会科学技术奖励评审专家，北京医学会临床流行病学和循证医学分会第一届青年委员会委员。曾跟随国医大师贺普仁、国家级名老中医周德安临床应诊，临床擅长用火针、金针、毫针、汤药等综合疗法治疗失眠、偏头痛、筋伤类疾病、妇科病、皮肤病等。近三年承担省部级等课题 3 项，发表论文十余篇，主编"十三五"特色教材 1 部，出版专著 6 部，申报专利 2 项，获省部级科技成果奖 4 项。

点评 2

本文突出一个主旨为临床与循证应紧密相连，可简单的用两句话来概括：①循证为临床之准绳：作为临床医生，遇到问题，我们应检索当前最佳证据，以指导临床决策，同时需要培养和形成循证思维，即寻求临床证据；②临床为循证之源：临床中遇到问题，需要检索相关研究，在寻找答案的同时，发现相应的不足与缺陷，这也就为进一步的科研寻找立题依据。

作为临床医生，应具备循证思维，同时亦应具备转换成PICOS能力，从临床遇到问题、寻求资料、资料汇总到指导临床，此过程系统评价起关键性作用，其不仅为临床实践提供证据基础，而且是促进证据转化、连接研究与实践的重要纽带，此亦为临床医生发表 SCI 论文提供了简单、易行、实用之法。

点评专家简介

赵文景，医学博士，博士后，主任医师，副教授，研究生导师。现任首都医科大学附属北京中医医院肾病科主任，国家中医药管理局中医肾病重点专科负责人，国家级名老中医张炳厚教授学术继承人，第四批全国中医临床优秀人才，北京市中医管理局 125 人才，北京中医医院首届"杏林优才"。担任中华中医药学会肾病分会、风湿病分会常委，北京中医药学会肾病专业委员会副主任委员兼秘书长，北京中西医结合学会肾病专业委员会委员等多项社会任职。先后在核心期刊上发表论文七十余篇，作为主编出版专著 5 部，主持省部级科研课题多项。

4

爱你怎样说出口——
如何注册一篇系统评价

如果你爱上一个人，就要告诉他，并且拥有他。

循证如此美妙，引无数医生竞折腰。

王美美已经爱上了循证医学和系统评价。

好吧，首先你需要确定自己的题目，并做初步检索。

王美美目前想到的题目是：奥美拉唑与法莫替丁对照治疗胃食管反流病的系统评价。

先看看这个题目有没有做过，快去 Pubmed 和 Cochrane library 看看。

心中真是惴惴不安呀，你要只属于我……

第一步，在以下两个网站检索相关题目是否被注册

https://www.ncbi.nlm.nih.gov/pubmed/

http://www.cochranelibrary.com/

第二步，打开 Cochrane 的官网

http://www.cochrane.org/

点击"About us"。

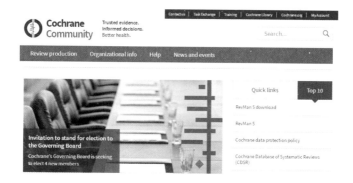

第三步，点击"Review Groups"。

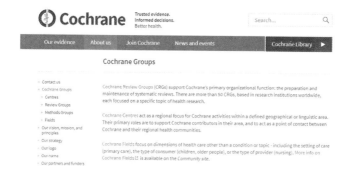

第四步，来到这里，打开这些组的名字，找找看，属于哪一个组。

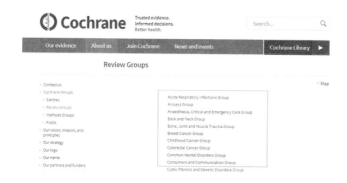

第五步，找到了！看到他的邮箱啦，哦，不是，是他的助理，能不能到他的身边，就要给他的助理发个邮件了。根据题目，应该属于这个组，在写邮件之前，应该看看 homepage，是本组的相关内容，仔细阅读，绝对有彩蛋。

Upper GI and Pancreatic Diseases Group
Department of Gastroenterology
McMaster University
1280 Main Street West
HSC 3N51c
Hamilton ON L8S 4K1
Canada

Phone: +1 905 5259140 x21415
Fax: +1 905 521 4958
Email: dearnes@mcmaster.ca
Homepage: ugpd.cochrane.org

第六步，发邮件，告诉对方。

主要内容包括：你是谁，在哪个医院工作，来自何方。我已经查过了，这个系统评价还没有注册，但是有不少临床在使用这个措施，那么做个系统评价证实一下这个干预措施是否真的有效吧。

发过邮件，就开始耐心的等待，一般是 2 周之内回复，根据组别不一样，等待时间也不一样。

忽然有一天，对方发来邮件，并且给你一张表格，继续完善资料，恭喜你，得到一半的认可，对你有兴趣，好好总结一下，按照表格填写。千万如实填写，就像申请签证一样。夸大或者隐瞒，有可能拒签。

表格发过去，就等着答复吧。

祝你成功。

附录，当年我的申请表格。

COCHRANE DRUGS AND ALCOHOL GROUP TITLE REGISTRATION FORM

Please complete and return to the editorial base

The following information is required before a proposed review title can be formally registered with the Drugs and Alcohol Group. You are encouraged to contact us for assistance in the compilation of the form if necessary. Attached you will also find some instructions.

Review Title Form

1. Full Proposed Title:

Traditional Chinese Medicine for Substance Withdrawal Syndrome.

2. Potential conflict of Interest:

None.

3. Publication of the proposed Cochrane Review in print Journals and book:

I agree.

4. Publication of previously published reviews as Cochrane review:

None.

5. Summary of proposed review:

a) The types of participants/population:

Patients of protracted opioid abstinence syndrome which accord with DSM — Ⅳ diagnostic criteria;

b) The types of interventions to be compared:

Traditional Chinese Medicine or Integrated Chinese Traditional and Western Medicine Therapy.(including Auricular Point Sticking and Acupuncture-Moxibustion.)

c) The types of outcomes :

While the Scale for Withdrawal Symptoms, HAMA, the Scale for Side Effect were evaluated to every patient.

d) The types of study design :

RCT   or   CCT

Randomised controlled trials and/or Quasi- randomised controlled trials.

e) The types of comparisons.

Western Medicine Therapy.

6. Updating the reviews:

The Cochrane Reviews are updated with new trials results at least once a year, before your title can be registered you have to state your willingness in doing this.

Yes, I do.

7. Relevant keywords and MESHterms:

(1) RANDOMIZED CONTROLLED TRIAL

CONTROLLED CLINICAL TRIAL

RANDOMIZED CONTROLLED TRIALS

RANDOM ALLOCATION

DOUBLE BLIND METHOD

SINGLE BLIND METHOD

ANIMALS

HUMAN

CLINICAL TRIAL

PLACEBOS

RESEARCH DESIGN

COMPARATIVE STUDY

EVALUATION STUDIES

FOLLOW UP STUDIES

PROSPECTIVE STUDIES

(2) Substance Withdrawal Syndrome

Opioid-Related Disorders

Heroin Dependence

Morphine Dependence

Abstinence syndrome

opium

heroin

morphine

drugs dependant

drugs abuse.mp

opioid dependence

opioid withdrawal

Chinese Herbal

Drugs, Chinese Herbal.mp

heroin abusers with protracted abstinence syndrome

the management of opioid withdrawal

Drug Withdrawal Symptoms

Withdrawal Symptoms

Drug Abuse

Drug Addiction

Drug Dependence

Drug Habituation

Substance Abuse

Substance Dependence

Opiate Addiction

Opiate Dependence

Heroin Abuse

Heroin Addiction

Heroin Users.mp

Morphine Abuse

Morphine Addiction

Morphine Users

(3) Medicine, Chinese Traditional

Drugs, Chinese Herbal

acupuncture and moxibustion

Points, Auricular Acupuncture

TCM Therapy

TCM WM THERAPY

Acupuncture-Moxibustion

Drugs, Chinese Herbal

acupuncture and moxibustion

Auricular Point Sticking

Chinese crude drug

ear acupoint

integrated traditional and western medicine

auricular needle

Chinese materia medica

8. Responding to Criticism:

The Cochrane Collaboration implemented a Comments and Criticisms system, before your title can be registered you have to state your willingness in replying to comments and criticisms when needed.

9. Other information:

None.

10. Cochrane Experience:

This information is to simply provide us with an understanding of your familiarity with Cochrane and Cochrane methods. It will NOT be used in the assessment of your proposal.

1) Have you written a systemic review before?

Yes □ No □

No.

2) A Cochrane review? Yes □ No □

No.

3) Have you attended a Cochrane Workshop*?

Yes □ No □

If "Yes" which one? Yes. I'm studing at Chinese Cochrane Centre Chinese Evidence-Based Medicine Centre/Clinical Epidemiology Regional Resource and Training Center West China Hospital, Sichuan University.

---

* A calendar of dates and places for training workshops on how to write reviews and protocols, open to those with registered titles, is available at www. cochrane.org/workshop.htm

If "No" are you planning to, and which one?

---

4) Do you have a copy of the Cochrane's Reviewer's Handbook?

Yes ☐   No ☐

Yes.

(available through download at: www.cochrane.org/cochrane/hbook.htm)

5) Do you have a copy of the Cochrane Review Manager Software (RevMan)?

Yes ☐   No ☐

(available through download at: www.cochrane.org/cochrane/revman.htm)

Yes.

6) Are you familiar with RevMan?   Yes ☐   No ☐

Yes.

Please specify if you require support with:

Translation of Articles

11. Estimated date by which the completed protocol will be submitted:

25 December 2006

点评

系统评价的注册除了文中描述的 Cochrane 系统评价制作流程以外，想要知道自己心仪的题目有没有其他团队做过，也可以参考近几年备受瞩目的 PROSPERO 注册平台（https://www.crd.york.ac.uk/prospero/），越来越多国际权威期刊鼓励系统评价作者团队效法临床试验的研究实施流程，先在公开平台如 PROSPERO

注册他们的系统评价方案，取得注册号并在全文撰写时加上，以确保透明度（也是系统评价报告规范 PRISMA 的条目之一）。

另外，作者也可以在发表系统评价方案的两大杂志 *BMJ Open* 和 *Systematic Reviews* 里面查询自己想做的题目是否被抢先一步发表。

爱上一个人，是应该告诉他，然后精心安排见面的机会，并渴望着哪一天能够拥有他、带给他快乐。相遇、相识、相知、相爱，是幸福也是缘分，但一切都不是必然，相爱也不一定可以拥有。一切随缘，努力过，无悔就好。

望天下有情人终成眷属。

点评专家简介

邝心颖，药化博士，现为国际 Cochrane 协作网不良反应方法学组召集人、日本国家儿童健康与发展中心访问研究员及台湾台北医学大学考科蓝台湾研讨中心访问研究员，中国医师协会循证医学专业委员会青年委员会副主任委员。主要研究方向为心血管领域临床试验、循证评价及指南制作。

5

零基础学习系统评价过程分享

黄　坡

零基础学习系统评价（一）

一句"飞雪连天射白鹿，笑书神侠倚碧鸳"道出了金庸先生的一生。在我的理解中，这更是体现了李博老师的侠骨柔情。李博老师声情并茂的授课方式令我叹服。今天，我也以讲故事的形式来说道一下我的系统评价启蒙之旅。不在于讲述如何做系统评价，而是分享我的经历，希望能为像我一样刚迈入系统评价门槛的菜鸟们提供参考。

系统评价对我来说非常的陌生，起初所谓的撰写综述均是传统综述类型，后续写了一些文章，也多是总结导师的临床经验，这在许多人看来都是比较 Low 的东西。以前总是听说 Meta 分析很牛，可以发表 SCI 文章，心中总是无限向往，但总是与我狭路相逢，我永远不是胜者一方。接触李博老师之后，在他不同寻常授课方式的引导下，让我对系统评价 Meta 分析开始有所了解，并逐渐产生了兴趣。兴趣这个东西"非常可怕"，一旦有了兴趣便不可自拔。

接触系统评价的第一课便是 Cochrane 协作网的标志。李老师常说，接触一个新事物和开始一段美妙的恋情一样，若想日后相爱一生，就要倾注心血，给"她"时间，了解"她"的故事，聆听"她"的过往，成为一个真正懂"她"的人。那么，什么是系统评价，什么是 Meta 分析呢？

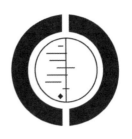

右边的图片就是经典的 Cochrane 协作网的标志，它诠释了 Meta 分析的精髓。李老师说你读懂这张图就掌握了 Meta 分析的要旨和内涵。要不要这么夸张？这张图有这么重要？难道跟我熟悉的《伤寒论·序》中"若能寻余所集，斯过半矣"一样？带着疑惑，让我们一同揭开 Meta 分析的神秘面纱。其实这张图的含义在本书的前面已经介绍过，但是我认为重要的、经典的东西是再怎么重复也不为过，应了那句"It is never too much to say again""重要的事情说三遍"。这张图由两个圆形、一条竖线、七条横线和一个菱形构成。每一条横线代表一项临床试验，横线的长短代表试验结果的可信区间，横线越短则代表试验的精度越高；竖线为等效线，用于判断试验结果差别有无统计学意义；菱形代表七个试验的综合效应值，一般来讲，菱形分布于左侧，不与等效线相交，则代表综合效应值具有统计学意义。这个标志来源于一项真实的系统评价，是一项短程价廉的氢化可的松治疗可能早产的孕妇疗效的随机对照试验的系统评价结果。由于 7 个临床试验结果不一致，该疗法是否有利，根据单个临床试验结果难以确定，而系统评价的结果给予了明确的结论，氢化可的松可降低新生儿死于早产并发症的危险，使得早产儿的死亡率下降 30%～50%。正是由于这项系统评价的产生，挽救了数以万计的早产儿。

了解了系统评价的来历，那么系统评价与 Meta 分析究竟是个什么关系呢？从定义说起，2000 年 David Sackett 对系统评价的定义为"系统评价就是全面收集全世界所有有关研究，对所有纳入的研究逐个进行严格评价，联合所有研究结果进行综合分析和评价，必要时进行 Meta 分析，得出综合结论，提供尽可能减少偏倚、接近真实的科学证据。"Meta 分析的定义目前尚有不同的意见，可分为狭义和广义两个方面。就狭义一面，根据《The Cochrane Library》的定义：Meta 分析是将系统评价中的多个不同结果的同类研究合并为一个量化指标的统计学方法；从广义讲，即运用定量统计学方法汇总多个研究结果的系统评价（定量系统评价）。因此，总结来说，Meta 分析是一种系统评价，而系统评价可以是 Meta 分析，也可以不是 Meta 分析。

零基础学习系统评价（二）

如果准备做一篇系统评价，应该按照什么步骤呢？

（1）提出问题，确定题目。

（2）申请注册题目，这里有两种方式：①与相关的 Cochrane 专业组联系，申请在 Cochrane 注册；② PROSPERO 注册平台。

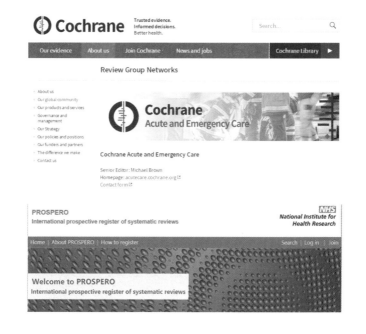

（3）题目批准后将会有一个批准号，根据协作网提供的 RevMan 软件和 Handbook 制作系统评价的 protocol。

（4）如果是在 Cochrane 注册，需要在计划书完成后提交给协作网，接受评价小组的审核，而在 PROSPERO 平台注册，则可以进行下一步的文献检索及评价工作，为撰写全文做准备。

（5）制定 PICOS。

（6）进行文献检索。

（7）筛选文献，提取资料、数据。

（8）进行定性 / 定量合并，进行系统评价。

（9）根据异质性情况，进行亚组分析、敏感性分析。

撰写一篇 Meta 分析，就要遵照一定的条目逐个完善，即是 PRISMA 所包含的 27 个条目。

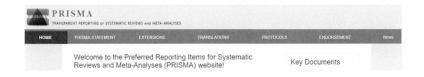

零基础学习系统评价（三）

我的第一个题目是"痰热清注射液治疗重症肺炎有效性与安全性的系统评价与 Meta 分析"，简简单单一个看似不起眼的题目耗费了我将近三个月的时间，俗话说，"磨刀不误砍柴工"，"好的开始是成功的一半"。看来三个月的时间是值得的。其实一个系统评价最核心的内容就在于 PICOS 原则。在我看来，对于准备做系统评价者来说，没有比提出一个有意义的临床问题再重要的了。问题提出来了，就要按照 PICOS 原则进行整理，那么我的题目如何进行分解呢？

P：重症肺炎患者

I：痰热清注射液 + 西医常规治疗

C：西医常规治疗

O：28 天病死率、机械通气时间、抗生素使用时间、ICU 住院时间、PCT 水平、不良反应发生率

S：RCT 或 CCT

有了具体的 PICOS 内容，则可以开始进行文献检索，都有哪些数据库可供选择呢？我的检索语言限定于中英文，所以英文数据库包括 PubMed，Embase，Cochrane Library；中文数据库包括中国生物医学文献数据库（Sinomed），万方数据库，中国知网（CNKI）、维普 VIP 中文科技期刊数据库。

当我们进行投稿时，很多时候编辑都会要求提供其中一个数据库的检索式。以下即是我这个题目在 Pubmed 的检索式。针对不同的数据库应该有不同的检索策略，但是总的检索策略大致相同，应该注意"主题词"和"自由词"的检索，确保文献检索的"全"。需要对检索到的文献进行筛选，通常会使用到 Endnote/NoteExpress 软件进行文献的管理，进行剔重工作，然后由两名研究者独立进行文献的筛选、资料和数据的提取等，对于有争议的方面要求第三位研究者介入仲裁解决。

对原始研究的质量评价至关重要，纳入高质量的研究、合理地进行数据合并（非盲目、勉强的进行合并），方可得出较为稳定的结果。在质量评价方面，主要分为随机序列的产生、分配隐藏、盲法的实施（对研究者、受试对象、结局评价者）、不完整结局、发表性偏倚、其他 6 个方面的内容，最终形成"Risk of bias"的"红、黄、绿"点图。

在异质性方面，主要分为临床异质性、方法学异质性和统计学异质性。在统计学异质性方面，通常认为 $I^2<50\%$ 具有较好的同质性。而 I^2 值较大时，需要谨慎地进行数据的合并，分析异

质性的来源，必要时进行亚组分析、敏感性分析或者 Meta 回归。同时，一般认为，对于一个纳入原始研究数量超过 10 项者，需要绘制倒漏斗图进行发表性偏倚的检测。

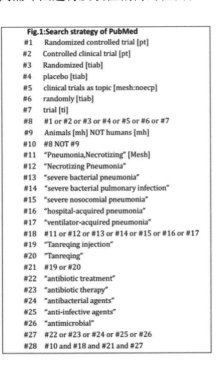

Fig.1:Search strategy of PubMed

#1　Randomized controlled trial [pt]
#2　Controlled clinical trial [pt]
#3　Randomized [tiab]
#4　placebo [tiab]
#5　clinical trials as topic [mesh:noecp]
#6　randomly [tiab]
#7　trial [ti]
#8　#1 or #2 or #3 or #4 or #5 or #6 or #7
#9　Animals [mh] NOT humans [mh]
#10　#8 NOT #9
#11　"Pneumonia,Necrotizing" [Mesh]
#12　"Necrotizing Pneumonia"
#13　"severe bacterial pneumonia"
#14　"severe bacterial pulmonary infection"
#15　"severe nosocomial pneumonia"
#16　"hospital-acquired pneumonia"
#17　"ventilator-acquired pneumonia"
#18　#11 or #12 or #13 or #14 or #15 or #16 or #17
#19　"Tanreqing injection"
#20　"Tanreqing"
#21　#19 or #20
#22　"antibiotic treatment"
#23　"antibiotic therapy"
#24　"antibacterial agents"
#25　"anti-infective agents"
#26　"antimicrobial"
#27　#22 or #23 or #24 or #25 or #26
#28　#10 and #18 and #21 and #27

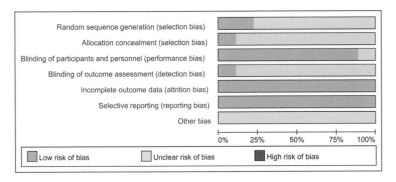

最后即是讨论部分的撰写，应该是较为关键和考察功力的部分，没有一定的文献阅读储备和临床经验，对于此部分的撰写难度较大。大致可分为"本系统评价的主要结果、对临床工作者的启发和借鉴意义、同类研究的异同点和创新之处、存在的不足之处、对未来研究的展望"等。当然，还需要对"利益冲突"进行说明。

以上大概就是一项系统评价的完整过程。李老师经常告诫我们，"有了驾照，就要开始上路""纸上得来终觉浅，绝知此事要躬行"。只有亲自撰写一篇系统评价，从选题开始直到撰写全文，方知此过程中的曲折以及最终的喜悦。同时也只有认真地做好一篇系统评价，才能够体悟到循证思维的严谨性，也必然会在实践中感悟到循证思维和做学问的那一份平静与踏实。

视频（请通过"约健康"APP 扫码观看，下载"约健康"APP 请参见文前第 5 页。）

乾坤大挪移之系统评价撰写心法——从具体一篇文章阅读到上手（上）

乾坤大挪移之系统评价撰写心法——从具体一篇文章阅读到上手（下）

第二章

循证检索之路

1

常用循证检索英文数据库及
使用检索平台

（1）IM 美国《医学索引》就是 PubMed

美国《医学索引》（Index index Medicusmedicus，IM）即为 Medline，Medline 是 IM 的联机检索光盘版，是美国国立医学图书馆（The National Library of Medicine，NLM）最重要的书目文摘数据库，内容涉及医学、护理学、牙科学、兽医学、卫生保健和基础医学。收录了全世界 70 多个国家和地区的 4000 余种生物医学期刊，现有书目文摘条目 1000 万余条，时间起自 1966 年。虽然是世界范围的，但是大多数记录是从英语资料（87%）或有英文摘要（72%）的文献中获得的。这是世界上最重要的医学检索库，是任何重要检索必须要首选检索的最重要的数据库。

可以使用的检索平台包括 OVID 平台，CD-ROM 版或网络 PubMed 平台进行检索。目前主要使用网络平台，如图 2-1、2-2、2-3。

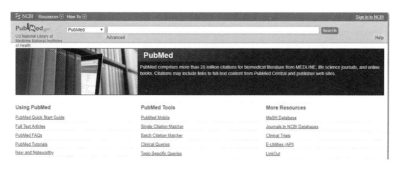

图 2-1　PubMed 首页界面

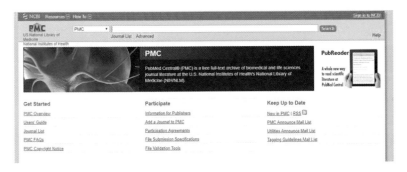

图 2-2　PubMed 界面

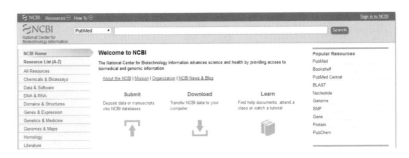

图 2-3　PubMed 检索界面

荷兰《医学文摘》（excerpta medica，EM），创刊于 1947 年，原由 1946 年荷兰阿姆斯特丹成立的国际非营利机构"医学文摘基金会"编辑出版，1972 年改为美国的艾斯维尔（Elsevier）科学出版社出版。收录全世界 110 个国家和地区的生物医学、药学及其相关学科期刊 5400 种，收录我国期刊 22 种。荷兰《医学文摘》收录的不仅仅是荷兰的文献，还是欧洲最重要的医学综合数据库。EM 和 IM 有大约 30% 的文献是重复的，也是世界最重要检索库之一，往往作为检索 IM 的最重要的补充。

可以使用的检索平台包括 WinSPIRS 4.01 平台或者网络平

台，如图 2-4 所示。

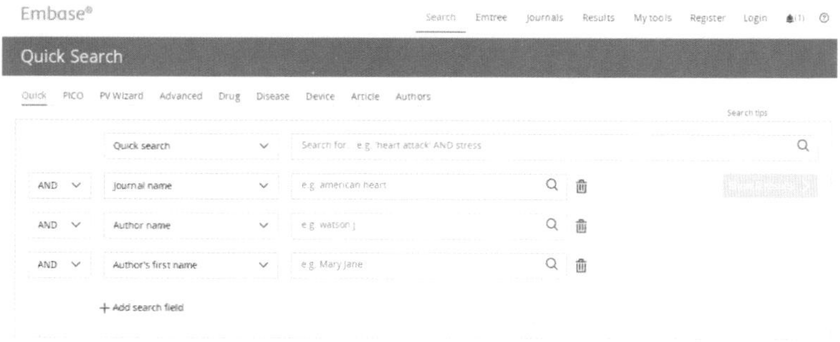

图 2-4　网络版检索 EM 界面

（2）Cochrane 对照试验中心注册库 /Cochrane Library

Cochrane 对照试验中心注册库（the cochrane central register of controlled trials，CENTRAL）。

Cochrane 临床对照试验注册库（cochrane controlled trials register，CCTR）资料来源于协作网各系统评价小组和其他组织的专业临床试验资料库以及在 Medline E 上被检索出的随机对照试验（randomized controlled trials，RCT）和临床对照试验（clinical controlled trials，CCT）。还包括了全世界 Cochrane 协作网成员从有关医学杂志会议论文集和其他来源中收集到的 CCT 报告。目前 CCTR 收录了 1948 年以来全世界已发表的所有 RCT 和 CCT 几十万余条，其中包括中国中心提交的 RCT。

可以使用的检索平台包括 CDROM 或者网络版平台，如图 2-5、2-6 所示。

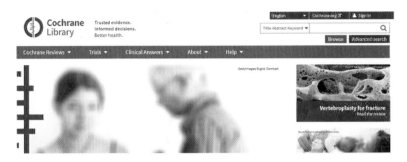

图 2-5　Cochrane library 界面

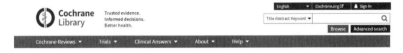

图 2-6　Cochrane library 网络版界面

（3）美国《生物学文摘》

美国《生物学文摘》（biological abstracts，BA），创刊于 1926年 12 月，1964 年前由美国生物学联合会（UABS）编辑出版，1964 年 10 月改为"生物科学情报服务社"（BioSciences Information Service，BIOSIS）。收录了世界 110 多个国家和地区、20 多种文字的 9000 余种期刊的论文，以及少量的专题论文、学位论文、科技报告和专著等，其重点放在生命体鉴别、内部过程、与环境的相互作用及其应用等方面。《BA》除了涉及动物学、植物学和微生物学等领域外，还包括生物医学工程及仪器等一些边缘学科和相关领域。医学方面侧重于基础研究。1959年以前为月刊，1960 年至今为半月刊；年报道文献量增长较快，1995 年为 36 万 / 年。

可以使用 OVID 平台等。

（4）美国《科学引文索引》

美国《科学引文索引》（science citation index，SCI），由美国科学情报研究所（Institute for Scientific Information，ISI）编辑出版。1961 年创刊，现为双月刊。1988 年 SCI 出版光盘，每月更新。其网络版（http:// www.isinet.com）已问世，网络版的出现使 SCI 检索回溯时间更长，数据更新更快。SCI 收录了以英美为主的 42 个国家和地区的 37 种文字、3542 种出版物的文献（包括图书和期刊），录入来源文献 770591 条，引文 17035597 条。收录期刊论文、会议摘要、通信、综述、讨论以及选自《Science》《Scientist》《Nature》中的书评等。包括生命科学、数学、物理、化学、农业等九十多个学科领域，其中医学是其重要报道内容；医学期刊占所有期刊的 40%，侧重于医学基础学科的病理学和分子生物学。

可以使用 SCI Web 版。

点评

全面无偏倚的检索是系统综述与传统综述的关键区别。应当根据提出的临床问题，制定详细的检索策略，尽量不要有遗漏，确保检索的全面性。检索原则是全面、客观和可重复。通常采用计算机检索和手工检索相结合的方式。由于生物医学文献量非常大，单个资源（库）难以满足所需证据，单一的检索策略已不可能定位于检索范围广泛的证据资源。系统综述作者应提供检索策略的细节，包括关键的检索词的选用，检索的时间跨度和所使用的资源，一般多是几个数据库联合应用。可用主题词、关键词、期刊名、作者名等作为检索词进行检索。此外，还可以增加手工检索，尽可能多地阅读相关医学杂志、会议论文集、内部刊物等，逐期翻阅，然后复印检出文章的原文，并醒目标出归类的关键词或在首页上加上必要的注释。最后，还要注意"灰色文献"的检索，如非公开出版的博士、硕士论文，不公开发行的会议文献，企业文件等。为了避免发表偏倚和选择性报告影响，也有必要检索在研的临床试验数据库。

点评专家简介

陈薇，北京大学医学博士，美国马里兰大学访问学者，教授。主要从事循证医学及临床科研方法学研究。中国中西医结合学会循证医学专业委员会委员，中国医师协会循证医学专业委员会委员，中华中医药学会亚健康分会委员，中华中医药学会精准医学分会委员，中国老年学学会医药保健康复委员会委员。《中医杂志》《中国中药杂志》、中国结合医学杂志《Chinese Journal of Integrative Medicine（英文版）》特约审稿专家，国际杂志《Chinese Medicine》《BMC Complementary and Alternative Medicine》《Complementary Therapy in Medicine》《Evidence-Based Complementary and Alternative Medicine》《Journal of Alternative and Complementary Medicine》《PLoS ONE》《European Journal of Integrative Medicine》等特约审稿专家。主持国家自然科学基金 1 项，北京市青年骨干个人项目 1 项，参与国家级科研课题 5 项，省部级科研课题 4 项。发表专业学术论文 50 余篇。发表 SCI 收录英文论文 21 篇，发表国内核心期刊专业学术论文 30 余篇。

2

循证需要的中文及
其他数据库

（1）《中文科技资料目录》

《中文科技资料目录》，即中国生物医学文献数据库（CBM），现称 SinoMed，是中国医学科学院医学信息研究所开发研制的综合性医学文献数据库。该所拥有专业的医学信息研究队伍。中国生物医学文献数据库收录 1978 年以来 1600 多种中国生物医学期刊，以及汇编、会议论文的文献题录，年增长量约 40 万条。学科覆盖范围涉及基础医学、临床医学、预防医学、药学、中医学及中药学等生物医学的各个领域。中国生物医学文献数据库注重数据的规范化处理和知识管理，全部题录均根据美国国立医学图书馆最新版《医学主题词表》、中国中医科学院中医药信息研究所《中国中医药学主题词表》，以及《中国图书馆分类法·医学专业分类表》进行主题标引和分类标引。可以说是中文的Medline，是中文检索最重要的数据库。进行中文资料的检索收集，如果不检索 SinoMed 肯定是说不过去的。

检索平台包括 CD-ROM 以及网络版，目前主要使用网络版，如图 2-7、2-8 所示。

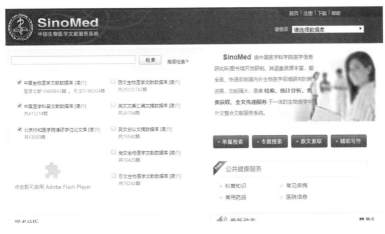

图 2-7　SinoMed 界面

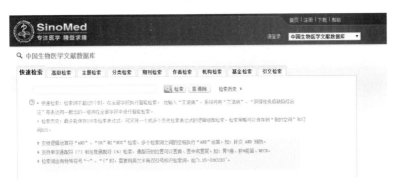

图 2-8　SinoMed 网络版界面

（2）中文生物医学期刊数据库，即 CMCC

中国生物医学期刊文献数据库是解放军医学图书馆研制开发的文摘目录型数据库，是目前中国内地生物医学领域收刊齐全，更新速度快的大型专业文献数据库，是国家卫生部门认可的重要检索工具之一。属文摘数据库，半年更新一次。CMCC 更新速度快，收录期刊全（1300 余种），可弥补 SinoMed 时滞长的缺点，特别有利于课题的查新和追踪检索，界面比较友好，类似于 OVID 平台，但是 CMCC 没有主题词标引。

检索平台主要使用网络版，如图 2-9 所示。

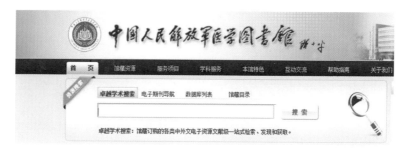

图 2-9　CMCC 检索平台

（3）维普 VIP 中文科技期刊数据库（Web 版）

维普是由重庆维普资讯有限公司开发研制的中文期刊数据库。该公司自 1989 年以来，一直致力于对海量的报刊数据进行研究、分析，采集、加工等深层次开发和推广应用。

（4）中国知网（CNKI）中国期刊全文数据库（Web 版）

国家知识基础设施（China National Knowledge Infrastructure，CNKI）的概念，由世界银行提出于 1998 年。CNKI 工程是以实现全社会知识资源传播共享与增值利用为目标的信息化建设项目，由清华大学、清华同方发起，始建于 1999 年 6 月。在党和国家领导以及教育部、中宣部、科技部、新闻出版总署、国家版权局、国家计委的大力支持下，在全国学术界、教育界、出版界、图书情报界等社会各界的密切配合和清华大学的直接领导下，CNKI 工程集团经过多年努力，采用自主开发并具有国际领先水平的数字图书馆技术，建成了世界上全文信息量规模最大的"CNKI 数字图书馆"，并正式启动建设《中国知识资源总库》及

CNKI 网格资源共享平台，通过产业化运作，为全社会知识资源高效共享提供最丰富的知识信息资源和最有效的知识传播与数字化学习平台。

主要检索为网络及镜像，如图 2-10。

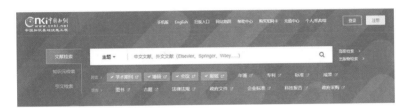

图 2-10　CNKI 网络检索界面

（5）万方数据库

万方数据库由万方数据股份有限公司制作，该公司是由中国科技信息研究所以万方数据（集团）公司为基础，联合山西漳泽电力股份有限公司、北京知金科技投资有限公司、四川省科技信息研究所和科技文献出版社发起组建的高新技术股份有限公司。数据库除了期刊外，还包括：①万方《中国学术会议论文库》（CACP）；②万方《中国学位论文数据库》（CDDB）。

（6）中国医学学术会议论文数据库（CMAC）

中国医学学术会议论文数据库（China Medical Academic Conference，CMAC）是解放军医学图书馆研制开发的中文医学会议论文文献书目数据库，和 CMCC 的形式相同，CMAC 光盘数据库主要面向医院、医学院校、医学研究所、医药工业、医药信息机构、医学出版和编辑部等单位。收录了 1994 年以来中华医学会所属专业学会、各地区分会和全军等单位组织召开的医学学术会议 700 余本会议论文集中的文献题录和文摘。累计文献量15 万余篇。涉及的主要学科领域有：基础医学、临床医学、预防医学、药学、医学生物学、中医学、医院管理及医学情报等各个方面。收录文献项目包括：会议名称、主办单位、会议日期、题名、全部作者、第一作者地址、摘要、关键词、文献类型、参考文献数、资助项目等 16 项内容。

（7）日本《医学中央杂志》

日本《医学中央杂志》（*Japana Centra Revuo Medicina*）由日本《医学中央杂志》刊行会编辑出版，创刊于 1903 年，主要收录日本本国出版的日文和英文生物医学期刊及学术会议文献 2200 余种，年报道文献 28 万余篇。可以说是日本的 Medline，是日文资料最全面，最权威的大型检索库，可以使用网络版检索，如图 2-11 所示。

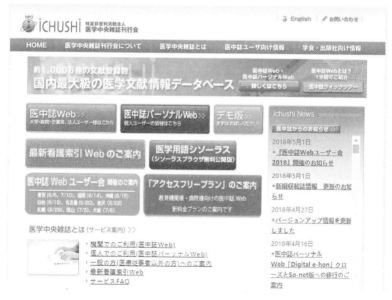

图 2-11　《医学中央杂志》检索界面

检索是实践性很强的工具，"纸上得来终觉浅，绝知此事要躬行"。所以，在认识这些检索工具的同时就要访问这些网址，看看它们究竟是怎么一回事。详见表2-1。

表 2-1　重要检索库网络版网址一览

数据库	语言	网址	备注
IM	英语	http://www.ncbi.nlm.nih.gov	
EM	英语	http://www.embase.com	
CL	英语	http://www.cochranelibrary.com	
SinoMed	中文	http://www.sinomed.ac.cn	
CNKI	中文	http://www.cnki.net	
VIP	中文	http://qikan.cqvip.com	
万方	中文	http://www.wanfangdata.com.cn	
JCRM	日文	http://www.jamas.gr.jp	

点评

大量的中医药杂志并没有被国际数据库收录，但却是重要的中医药证据的来源。如果要进行中医药的系统综述，除了进行英文数据库检索之外，中文数据库的检索可能更为重要。但是，某些情况下，中文数据库的检索没有英文数据库检索规范，比如存在关键词标识错误，研究类型无法区分等问题。需要临床医师在实践中总结经验，反复练习，制定出适合各个数据库的检索策略。

点评专家简介

陈薇，北京大学医学博士，美国马里兰大学访问学者，教授。主要从事循证医学及临床科研方法学研究。中国中西医结合学会循证医学专业委员会委员，中国医师协会循证医学专业委员会委员，中华中医药学会亚健康分会委员，中华中医药学会精准医学分会委员，中国老年学学会医药保健复委员会委员。《中医杂志》《中国中药杂志》、中国结合医学杂志《Chinese Journal of Integrative Medicine（英文版）》特约审稿专家，国际杂志《Chinese Medicine》《BMC Complementary and Alternative Medicine》《Complementary Therapy in Medicine》《Evidence-Based Complementary and Alternative Medicine》《Journal of Alternative and Complementary Medicine》《PLoS ONE》《European Journal of Integrative Medicine》等特约审稿专家。主持国家自然科学基金 1 项，北京市青年骨干个人项目 1 项，参与国家级科研课题 5 项，省部级科研课题 4 项。发表专业学术论文 50 余篇。发表 SCI 收录英文论文 21 篇，发表国内核心期刊专业学术论文 30 余篇。

3

实例解读：Cochrane 系统评价循证检索制定的步骤

检索策略的制定有五个步骤：

①确定检索词；②电子检索；③手工检索；④补充检索及综合；⑤文献筛选。

以笔者已发表过的论文——"中医药治疗阿片类戒断综合征"系统评价的检索策略为例：

（1）检索词

以"物质戒断综合征（Substance Withdrawal Syndrome/ 離脱症候群）、阿片相关性障碍（Opioid-Related Disorders/ オピオイド関連障害）、海洛因依赖（Heroin Dependence/ ヘロイン依存）、吗啡依赖（Morphine Dependence/ モルヒネ依存）"等中英日文主题词分别作为主题词和自由词进行检索，并使用相关自由词、款目词进行全面检索。

（2）电子检索

计算机检索美国医学索引 Medline（1966-2005 年）、荷兰医学文摘 EMBase（1984-2005 年）、Cochrane 临床对照试验中心注册库 /Cochrane Library 2005 年第 1 期（The Cochrane Central Register of Controlled Trials，CENTRAL 2005 Issue 1）和英国国家卫生服务部国家研究注册资料库（NHS R&D National Research Register，NRR）；同时检索中国医学文献数据库（光盘）CBMdisc，中文生物医学期刊数据库（光盘版）CMCC，VIP 中文科技期刊数据

库（Web 版），CNKI 中国期刊全文数据库（Web 版），万方数据库，中国医学学术会议论文数据库（CMAC）；日本《医学中央杂志》。

（3）手工检索

《中国中西医结合杂志》《中国药物依赖性杂志》《药物滥用防治杂志》《中华精神科杂志》《中国中医药科技》《中国新药与临床杂志》《中药新药与临床药理》《中国药理学报》《中医杂志》《北京中医药大学学报》《广州中医药大学学报》和《上海中医杂志》等，所有杂志均检索从创刊至 2005 年 6 月。对研究文献的作者进行了电话询问，E-mail 联系和当面请教。

（4）其他及综合补充检索

与本领域的专家、有关作者和生产厂家联系；追查相关的会议文献；联系了通讯作者和药厂；未收集到未发表的文献包括"灰色文献"，检索了会议论文集"药物依赖论文集"，"戒毒论文集"等和中医药戒毒论文。获取用上述检索策略未发现的信息。

用 Google 等搜索引擎在互联网上查找相关文献；追查已纳入文献的参考文献。

（5）按照纳入标准，进行筛选

纳入标准从研究目的而来，核心框架就是 PICOS，按照这个标准，进行研究的筛选，确定纳入的研究。

点评

检索策略的科学制定是影响系统评价质量的重要因素之一。广泛而全面的检索策略不仅能确保研究证据来源的准确性和完整性，而且由于制作系统评价往往需要筛选大量文献，检索策略质量的高低将直接影响检索结果的数量及其相关性，从而影响系统评价的制作过程。

检索策略制定 5 步法可以为系统评价制作者提供一个较为清晰的脉络，以有效保证其策略制定过程中的全面性和科学性。其中，检索词的选择主要来源于该课题涉及的疾病和干预范围，同时考虑其主题词、同义词和近义词等；数据库的选择除必须检索的 Medline、Embase 和 Cochrane 图书馆外，还需要检索系统评价制作者所在国家和地区或特定专题的数据库；此外，重视通过多种途径进行补充检索，特别是灰色文献和在研研究获取等；最后，基于纳入／排除标准，对文献进行全面筛选。

点评专家简介

马彬，博士，副教授，硕士研究生导师。主要研究方向：系统评价方法学、医学研究报告规范等。以第一作者发表 SCI 论文十余篇，主持国家自然科学基金青年项目 1 项，其他省级科研项目 3 项。作为主要完成人的科研项目获得国家教学成果二等奖 1 项（3/5）、甘肃省教学成果一等奖 1 项（3/5）、甘肃省科学技术进步一等奖 1 项（3/13）和甘肃省医学科技特等奖 1 项（3/13）。目前担任甘肃省医师协会循证医学专业委员会常务委员，甘肃省老年医学学会老年肿瘤学分会委员、中国医师协会微无创医学专业委员会临床研究与指控专业委员会委员，国际药物经济学与结果研究协会（ISPOR）华西分会委员，中国医疗保健国际交流促进会循证医学分会青年委员，中国临床试验伦理审查委员会成员等社会职务。担任《Source Journal of Alternative and Complementary Medicine（SJACM）》杂志编委，是《Acupuncture in Medicine》《Trials》《Plos ONE》《Frontiers of Medicine》《The Journal of Alternative and Complementary Medicine》和《中国循证医学杂志》等多本杂志审稿人。

4

实例解读：Cochrane 系统评价的 pubmed 循证检索策略制定 Cochrane 循证检索策略样板

仍以"中医药治疗阿片类戒断综合征"为题，检索中英日文数据库，最终，我们使用的检索策略，值得我们按图索骥。

SEARCH STRATEGY
Traditional Chinese Medicine
for Opioid Withdrawal Syndrome.

（1）English
IM－OVID
On May 7th 2005 at the library of Sichuan university
Database: Ovid MEDLINE(R) <1966 to May Week 2 2005>
Search Strategy:

----

1 RANDOMIZED CONTROLLED TRIAL.pt. (199725)

2 CONTROLLED CLINICAL TRIAL.pt. (68092)

3 RANDOMIZED CONTROLLED TRIALS.sh. (36685)

4 RANDOM ALLOCATION.sh. (52877)

5 DOUBLE BLIND METHOD.sh. (81093)

6 SINGLE BLIND METHOD.sh. (8839)

7 1 or 2 or 3 or 4 or 5 or 6 (339548)

8 (ANIMALS not HUMAN).sh. (3726472)

9 7 not 8 (312922)

10 CLINICAL TRIAL.pt. (403092)

11 exp CLINICAL TRIALS/ (163958)

12 (clin$ adj25 trial$).ti,ab. (108381)

13 ((singl$ or doubl$ or trebl$ or tripl$) adj25 (blind$ or mask$)).ti,ab. (80341)

14 PLACEBOS.sh. (23589)

15 placebo$.ti,ab. (87981)

16 random$.ti,ab. (305859)

17 RESEARCH DESIGN.sh. (40283)

18 10 or 11 or 12 or 13 or 14 or 15 or 16 or 17 (719320)

19 18 not 8 (633261)

20 19 not 9 (330142)

21 COMPARATIVE STUDY.sh. (1183307)

22 exp EVALUATION STUDIES/ (515789)

23 FOLLOW UP STUDIES.sh. (297997)

24 PROSPECTIVE STUDIES.sh. (185758)

25 (control$ or prospectiv$ or volunteer$).ti,ab. (1519305)

26 21 or 22 or 23 or 24 or 25 (3033563)

27 26 not 8 (2125761)

28 27 not (9 or 20) (1680813)

29 9 or 20 or 28 (2323877)

30 Substance Withdrawal Syndrome.mp. or exp Substance Withdrawal Syndrome/ (15210)

31 Opioid-Related Disorders.mp. or exp Opioid-Related Disorders/ (12181)

32 Heroin Dependence.mp. or exp Heroin Dependence/ (5885)

33 Morphine Dependence.mp. or exp Morphine Dependence/ (2559)

34 Opioid withdrawal syndrome.mp. (47)

35 Abstinence syndrome.mp. (1013)

36 opium.mp. (1703)

37 heroin.mp. (10313)

38 morphine.mp. [mp=title, original title, abstract, name of substance word, subject heading word] (33991)

39 drugs dependant.mp. [mp=title, original title, abstract, name of substance word, subject heading word] (0)

40 drugs abuse.mp. [mp=title, original title, abstract, name of substance word, subject heading word] (2168)

41 opioid dependence.mp. [mp=title, original title, abstract, name of substance word, subject heading word] (492)

42 opioid withdrawal.mp. [mp=title, original title, abstract, name of substance word, subject heading word] (392)

43 heroin abusers with protracted abstinence syndrome.mp. [mp=title, original title, abstract, name of substance word, subject heading word] (1)

44 the management of opioid withdrawal.mp. [mp=title, original

title, abstract, name of substance word, subject heading word] (20)

45 Drug Withdrawal Symptoms.mp. [mp=title, original title, abstract, name of substance word, subject heading word] (31)

46 Withdrawal Symptoms.mp. [mp=title, original title, abstract, name of substance word, subject heading word] (2145)

47 Drug Abuse.mp. [mp=title, original title, abstract, name of substance word, subject heading word] (8832)

48 Drug Addiction.mp. [mp=title, original title, abstract, name of substance word, subject heading word] (2330)

49 Drug Dependence.mp. [mp=title, original title, abstract, name of substance word, subject heading word] (1847)

50 Drug Habituation.mp. [mp=title, original title, abstract, name of substance word, subject heading word] (14)

51 Substance Abuse.mp. [mp=title, original title, abstract, name of substance word, subject heading word] (20654)

52 Substance Dependence.mp. [mp=title, original title, abstract, name of substance word, subject heading word] (600)

53 Opiate Addiction.mp. [mp=title, original title, abstract, name of substance word, subject heading word] (387)

54 Opiate Dependence.mp. [mp=title, original title, abstract, name of substance word, subject heading word] (496)

55 Heroin Abuse.mp. [mp=title, original title, abstract, name of substance word, subject heading word] (223)

56 Heroin Addiction.mp. [mp=title, original title, abstract, name of substance word, subject heading word] (539)

57 Heroin Users.mp. [mp=title, original title, abstract, name of

substance word, subject heading word] (463)

58 Morphine Abuse.mp. [mp=title, original title, abstract, name of substance word, subject heading word] (13)

59 Morphine Addiction.mp. [mp=title, original title, abstract, name of substance word, subject heading word] (56)

60 Morphine Users.mp. [mp=title, original title, abstract, name of substance word, subject heading word] (4)

61 30 or 31 or 32 or 33 or 34 or 35 or 36 or 37 or 39 or 40 or 41 or 42 or 43 or 44 or 45 or 46 or 47 or 48 or 49 or 50 or 51 or 52 or 53 or 54 or 55 or 56 or 57 or 58 or 59 or 60 (59698)

62 Medicine, Chinese Traditional.mp. or exp Medicine, Chinese Traditional/ (5297)

63 Drugs, Chinese Herbal.mp. or exp Drugs, Chinese Herbal/ (11501)

64 Traditional Chinese Medicine.mp. or exp Medicine, Chinese Traditional/ (6249)

65 Chinese Herbal Drugs.mp. or exp Drugs, Chinese Herbal/ (11525)

66 TCM Therapy.mp. [mp=title, original title, abstract, name of substance word, subject heading word] (12)

67 TCM WM THERAPY.mp. [mp=title, original title, abstract, name of substance word, subject heading word] (17)

68 Chinese crude drug.mp. [mp=title, original title, abstract, name of substance word, subject heading word] (56)

69 (integrated traditional and western medicine).mp. [mp=title, original title, abstract, name of substance word, subject heading word] (124)

70 auricular needle.mp. [mp=title, original title, abstract, name of substance word, subject heading word] (3)

71 Chinese materia medica.mp. [mp=title, original title, abstract, name of substance word, subject heading word] (95)

72 62 or 63 or 64 or 65 or 66 or 67 or 68 or 69 or 70 or 71 (16424)

73 29 and 61 and 72 (13)

74 from 73 keep 1-13 (13)

EM – WinSPIRS4.01

On June 11th 2005 at the library of Sichuan university

1. 2001 ~ 2004

No.	Records	Request
		The searches below are from: C:\WINDOWS\DESKTOP\EM-LY2.HIS.
1	22811	"RANDOMIZED-CONTROLLED-TRIAL" / all subheadings
2	3315	"RANDOMIZATION" / all subheadings
3	310384	"CONTROLLED-STUDY" / all subheadings
4	7356	"MULTICENTER-STUDY" / all subheadings
5	1784	"PHASE-3-CLINICAL-TRIAL" / all subheadings
6	112	"PHASE-4-CLINICAL-TRIAL" / all subheadings
7	11051	"DOUBLE-BLIND-PROCEDURE" / all subheadings
8	1160	"SINGLE-BLIND-PROCEDURE" / all subheadings

9	314124	#1 or #2 or #3 or #4 or #5 or #6 or #7 or #8
10	44627	(RANDOM* or CROSS?OVER* or FACTORIAL* or PLACEBO* or VOLUNTEER*) in TI,AB
11	10085	(SINGL* or DOUBL* or TREBL* or TRIPL*) near ((BLIND* or MASK*) in TI,AB)
12	324480	#9 or #10 or #11
13	413881	HUMAN in DER
14	242531	(ANIMAL or NONHUMAN) in DER
15	62360	#13 and #14
16	180171	#14 not #15
17	190299	#12 not #16
		The searches above are from: C:\WINDOWS\ DESKTOP\EM-LY2.HIS.
		The searches below are from: C:\WINDOWS\ DESKTOP\EM-LB1.HIS.
18	7	opioid withdrawal syndrome
19	1393	explode "withdrawal-syndrome" / all subheadings
20	714	explode "opiate-addiction" / all subheadings
21	466	explode "heroin-dependence" / all subheadings
22	205	explode "morphine-addiction" / all subheadings
23	2	Opioid-Related Disorders
24	473	Heroin Dependence
25	69	Morphine Dependence
26	38	Abstinence syndrome

27	75	opium
28	114	opioid dependence
29	94	opioid withdrawal
30	4	the management of opioid withdrawal
31	6	Drug Withdrawal Symptoms
32	308	Withdrawal Symptoms
33	3718	Drug Abuse
34	721	Drug Addiction
35	3150	Drug Dependence
36	1	Drug Habituation
37	2026	Substance Abuse
38	72	Substance Dependence
39	726	Opiate Addiction
40	84	Opiate Dependence
41	28	Heroin Abuse
42	46	Heroin Addiction
43	86	Heroin Users
44	3	Morphine Abuse
45	206	Morphine Addiction
46	2	Morphine Users
47	8733	#18 or #19 or #20 or #21 or #22 or #23 or #24 or #25 or #26 or #27 or #28 or #29 or #30 or #31 or #32 or #33 or #34 or #35 or #36 or #37 or #38 or #39 or #40 or #41 or #42 or #43 or #44 or #45 or #46
48	813	explode "Chinese-medicine" / all subheadings
49	2156	explode "herbaceous-agent" / all subheadings

50	6	Herbal Chinese Drugs
51	193	Chinese Herbal
52	175	TCM
53	270	Traditional Chinese Medicine
54	6	Drugs Chinese Herbal
55	11	Chinese crude drug
56	1	integrated traditional and western medicine
57	169	Chinese materia medica
58	3131	#48 or #49 or #50 or #51 or #52 or #53 or #54 or #56 or #57
59	48	#47 and #58
		The searches above are from: C:\WINDOWS\DESKTOP\EM-LB1.HIS.
* 60	10	#17 and #59

2. 1995 ~ 2000

No.	Records	Request
		The searches below are from: C:\WINDOWS\DESKTOP\EM-LB.HIS.
1	37410	"RANDOMIZED-CONTROLLED-TRIAL" / all subheadings
2	279	"RANDOMIZATION" / all subheadings
3	453123	"CONTROLLED-STUDY" / all subheadings
4	12708	"MULTICENTER-STUDY" / all subheadings
5	2475	"PHASE-3-CLINICAL-TRIAL" / all subheadings

6	143	"PHASE-4-CLINICAL-TRIAL" / all subheadings
7	21852	"DOUBLE-BLIND-PROCEDURE" / all subheadings
8	2068	"SINGLE-BLIND-PROCEDURE" / all subheadings
9	461225	#1 or #2 or #3 or #4 or #5 or #6 or #7 or #8
10	79149	(RANDOM* or CROSS?OVER* or FACTORIAL* or PLACEBO* or VOLUNTEER*) in TI,AB
11	20350	(SINGL* or DOUBL* or TREBL* or TRIPL*) near ((BLIND* or MASK*) in TI,AB)
12	485808	#9 or #10 or #11
13	693182	HUMAN in DER
14	438576	(ANIMAL or NONHUMAN) in DER
15	74383	#13 and #14
16	364193	#14 not #15
17	256867	#12 not #16
18	28	opioid withdrawal syndrome
19	1988	explode "withdrawal-syndrome" / all subheadings
20	1043	explode "opiate-addiction" / all subheadings
21	585	explode "heroin-dependence" / all subheadings
22	335	explode "morphine-addiction" / all subheadings
23	0	Opioid-Related Disorders
24	599	Heroin Dependence
25	108	Morphine Dependence
26	124	Abstinence syndrome
27	124	opium

28	153	opioid dependence
29	160	opioid withdrawal
30	5	the management of opioid withdrawal
31	6	Drug Withdrawal Symptoms
32	563	Withdrawal Symptoms
33	7109	Drug Abuse
34	942	Drug Addiction
35	4565	Drug Dependence
36	2	Drug Habituation
37	2799	Substance Abuse
38	108	Substance Dependence
39	1081	Opiate Addiction
40	126	Opiate Dependence
41	47	Heroin Abuse
42	73	Heroin Addiction
43	117	Heroin Users
44	6	Morphine Abuse
45	340	Morphine Addiction
46	0	Morphine Users
47	14519	#18 or #19 or #20 or #21 or #22 or #23 or #24 or #25 or #26 or #27 or #28 or #29 or #30 or #31 or #32 or #33 or #34 or #35 or #36 or #37 or #38 or #39 or #40 or #41 or #42 or #43 or #44 or #45 or #46
48	972	explode "Chinese-medicine" / all subheadings
49	1157	explode "herbaceous-agent" / all subheadings
50	12	Herbal Chinese Drugs

51	287	Chinese Herbal
52	183	TCM
53	327	Traditional Chinese Medicine
54	12	Drugs Chinese Herbal
55	32	Chinese crude drug
56	1	integrated traditional and western medicine
57	392	Chinese materia medica
58	2781	#48 or #49 or #50 or #51 or #52 or #53 or #54 or #56 or #57
59	23	#47 and #58
* 60	3	#17 and #59

The searches above are from: C:\WINDOWS\ DESKTOP\EM-LB.HIS.

3. 1990 ~ 1994

No.	Records	Request

The searches below are from: C:\WINDOWS\ DESKTOP\EM-LB.HIS.

1	5725	"RANDOMIZED-CONTROLLED-TRIAL" / all subheadings
2	1064	"RANDOMIZATION" / all subheadings
3	247696	"CONTROLLED-STUDY" / all subheadings
4	2084	"MULTICENTER-STUDY" / all subheadings
5	863	"PHASE-3-CLINICAL-TRIAL" / all subheadings
6	90	"PHASE-4-CLINICAL-TRIAL" / all subheadings

7	8319	"DOUBLE-BLIND-PROCEDURE" / all subheadings
8	416	"SINGLE-BLIND-PROCEDURE" / all subheadings
9	250606	#1 or #2 or #3 or #4 or #5 or #6 or #7 or #8
10	45517	(RANDOM* or CROSS?OVER* or FACTORIAL* or PLACEBO* or VOLUNTEER*) in TI,AB
11	14167	(SINGL* or DOUBL* or TREBL* or TRIPL*) near ((BLIND* or MASK*) in TI,AB)
12	269713	#9 or #10 or #11
13	497718	HUMAN in DER
14	351888	(ANIMAL or NONHUMAN) in DER
15	48739	#13 and #14
16	303149	#14 not #15
17	140208	#12 not #16
18	12	opioid withdrawal syndrome
19	1288	explode "withdrawal-syndrome" / all subheadings
20	446	explode "opiate-addiction" / all subheadings
21	245	explode "heroin-dependence" / all subheadings
22	198	explode "morphine-addiction" / all subheadings
23	0	Opioid-Related Disorders
24	249	Heroin Dependence
25	62	Morphine Dependence
26	93	Abstinence syndrome
27	87	opium

28	66	opioid dependence
29	63	opioid withdrawal
30	1	the management of opioid withdrawal
31	1	Drug Withdrawal Symptoms
32	341	Withdrawal Symptoms
33	5010	Drug Abuse
34	374	Drug Addiction
35	3129	Drug Dependence
36	2	Drug Habituation
37	1138	Substance Abuse
38	34	Substance Dependence
39	477	Opiate Addiction
40	84	Opiate Dependence
41	21	Heroin Abuse
42	46	Heroin Addiction
43	67	Heroin Users
44	4	Morphine Abuse
45	201	Morphine Addiction
46	0	Morphine Users
47	9374	#18 or #19 or #20 or #21 or #22 or #23 or #24 or #25 or #26 or #27 or #28 or #29 or #30 or #31 or #32 or #33 or #34 or #35 or #36 or #37 or #38 or #39 or #40 or #41 or #42 or #43 or #44 or #45 or #46
48	240	explode "Chinese-medicine" / all subheadings
49	34	explode "herbaceous-agent" / all subheadings
50	7	Herbal Chinese Drugs

51	119	Chinese Herbal
52	90	TCM
53	179	Traditional Chinese Medicine
54	7	Drugs Chinese Herbal
55	25	Chinese crude drug
56	2	integrated traditional and western medicine
57	191	Chinese materia medica
58	748	#48 or #49 or #50 or #51 or #52 or #53 or #54 or #56 or #57
* 59	2	#47 and #58
60	0	#17 and #59

The searches above are from: C:\ WINDOWS\DESKTOP\EM-LB.HIS.

4. 1984 ~ 1989

No. Records   Request

The searches below are from: C:\WINDOWS\ DESKTOP\EM-LB.HIS.

1	0	"RANDOMIZED-CONTROLLED-TRIAL" / all subheadings
2	103	"RANDOMIZATION" / all subheadings
3	46647	"CONTROLLED-STUDY" / all subheadings
4	5	"MULTICENTER-STUDY" / all subheadings
5	171	"PHASE-3-CLINICAL-TRIAL" / all subheadings
6	43	"PHASE-4-CLINICAL-TRIAL" / all subheadings

7	5405	"DOUBLE-BLIND-PROCEDURE" / all subheadings
8	54	"SINGLE-BLIND-PROCEDURE" / all subheadings
9	46902	#1 or #2 or #3 or #4 or #5 or #6 or #7 or #8
10	43727	(RANDOM* or CROSS?OVER* or FACTORIAL* or PLACEBO* or VOLUNTEER*) in TI,AB
11	17476	(SINGL* or DOUBL* or TREBL* or TRIPL*) near ((BLIND* or MASK*) in TI,AB)
12	79248	#9 or #10 or #11
13	Failed	HUMAN in DER
14	Failed	(ANIMAL or NONHUMAN) in DER
15	Failed	#13 and #14
16	Failed	#14 not #15
17	Failed	#12 not #16
18	9	opioid withdrawal syndrome
19	1465	explode "withdrawal-syndrome" / all subheadings
20	229	explode "opiate-addiction" / all subheadings
21	166	explode "heroin-dependence" / all subheadings
22	71	explode "morphine-addiction" / all subheadings
23	0	Opioid-Related Disorders
24	175	Heroin Dependence
25	80	Morphine Dependence
26	132	Abstinence syndrome
27	100	opium

28	43	opioid dependence
29	57	opioid withdrawal
30	1	the management of opioid withdrawal
31	4	Drug Withdrawal Symptoms
32	377	Withdrawal Symptoms
33	4550	Drug Abuse
34	169	Drug Addiction
35	3533	Drug Dependence
36	1	Drug Habituation
37	307	Substance Abuse
38	14	Substance Dependence
39	276	Opiate Addiction
40	83	Opiate Dependence
41	35	Heroin Abuse
42	58	Heroin Addiction
43	49	Heroin Users
44	4	Morphine Abuse
45	73	Morphine Addiction
46	0	Morphine Users
47	8466	#18 or #19 or #20 or #21 or #22 or #23 or #24 or #25 or #26 or #27 or #28 or #29 or #30 or #31 or #32 or #33 or #34 or #35 or #36 or #37 or #38 or #39 or #40 or #41 or #42 or #43 or #44 or #45 or #46
48	38	explode "Chinese-medicine" / all subheadings
49	5	explode "herbaceous-agent" / all subheadings
50	5	Herbal Chinese Drugs

51	62	Chinese Herbal
52	52	TCM
53	152	Traditional Chinese Medicine
54	5	Drugs Chinese Herbal
55	12	Chinese crude drug
56	0	integrated traditional and western medicine
57	271	Chinese materia medica
58	543	#48 or #49 or #50 or #51 or #52 or #53 or #54 or #56 or #57
* 59	4	#47 and #58
60	Failed	#17 and #59

The searches above are from: C:\WINDOWS\ DESKTOP\EM-LB.HIS.

CL – CDROM

2005 年 6 月 15 日星期三对 CL2005 第一期进行检索。

On June 15th 2005 in the Cochrane library, 1st issue of 2005

#1.	（opioid next withdrawal next syndrome）	18
#2.	（substance next withdrawal next syndrome）	1250
#3.	（opioid-related next disorders）	378
#4.	（heroin next dependence）	427
#5.	（morphine next dependence）	32
#6.	（abstinence next syndrome）	55
#7.	opium	134
#8.	heroin	835

续表

#9.	morphine	4366
#10.	（drugs next dependant）	0
#11.	（drugs next abuse）	52
#12.	（opioid next dependence）	169
#13.	（opioid next withdrawal）	102
#14.	（heroin next abusers next protracted next abstinence next syndrome）	1
#15.	（management next opioid next withdrawal）	12
#16.	（drug next withdrawal next symptoms）	8
#17.	（withdrawal next symptoms）	632
#18.	（drug next abuse）	843
#19.	（drug next addiction）	96
#20.	（drug next dependence）	332
#21.	（drug next habituation）	0
#22.	（substance next abuse）	1534
#23.	（substance next dependence）	92
#24.	（opiate next addiction）	79
#25.	（opiate next dependence）	94
#26.	（heroin next abuse）	31
#27.	（heroin next addiction）	57
#28.	（heroin next users）	47
#29.	（morphine next abuse）	0
#30.	（morphine next addiction）	4

续表

#31.	（morphine next users）	0
#32.	（#1 or #2 or #3 or #4 or #5 or #6 or #7 or #8 or #9 or #10 or #11 or #12 or #13 or #14 or #15 or #16）	6557
#33.	（#17 or #18 or #19 or #20 or #21 or #22 or #23 or #24 or #25 or #26 or #27 or #28 or #29 or #30 or #31）	3128
#34.	（#32 or #33）	8738
#35.	（traditional next chinese next medicine）	635
#36.	（chinese next herbal next drugs）	7
#37.	（chinese next herbal next medicine）	124
#38.	（（determination next treatment next based next pathogenesis next obtained next throu-gh next differentiation next symptoms） and signs）	0
#39.	（tcm next therapy）	2
#40.	（tcm next wm next therapy）	18
#41.	（chinese next crude next drug）	0
#42.	（（integrated next traditional） and （western next medicine））	1098
#43.	（chinese next materia next medica）	28
#44.	（#35 or #36 or #37 or #38 or #39 or #40 or #41 or #42 or #43）	1681
#45.	（#34 and #44）	26

（2）Chinese/ 中文

CBMdisc –（Chinese Biomedical Database）中文科技资料目录，现称 SinoMed

On May 7th 2005 at the library of Sichuan university

序号	命中文献数	检索表达式
#1	14855	随机对照试验【扩展全部树】/ 全部副主题词
#2	14855	随机对照试验【扩展全部树】/ 全部副主题词
#3	16868	随机分配【扩展全部树】
#4	1685	双盲法【扩展全部树】
#5	106	单盲法【扩展全部树】
#6	32173	#1 or #2 or #3 or #4 or #5
#7	164784	CT：动物 and not（CT ＝人类 and not CT ＝动物）
#8	28236	#6 and not #7
#9	17592	临床试验【扩展全部树】/ 全部副主题词
#10	139093	临床试验 or 临床观察 or 临床疗效 or 临床效果 or 临床研究
#11	2731	临床评价 or 临床评估
#12	141426	#10 or #11
#13	78717	单盲 or 双盲 or 三盲 or 盲法 or 安慰剂 or 随机 or 研究设计
#14	160230	#8 or #9 or #12
#15	158067	#14 and not #7
#16	129831	#15 and not #8

序号	命中文献数	检索表达式
#17	116849	CT: 对比研究
#18	43282	评价研究【扩展全部树】
#19	27128	随访研究【扩展全部树】
#20	2742	前瞻性研究【扩展全部树】
#21	247374	TI: 对照 or 对比 or 比较 or 自愿
#22	261343	AB: 对照 or 对比 or 比较 or 自愿
#23	247374	TW: 对照 or 对比 or 比较 or 自愿
#24	354923	#17 or #18 or #19 or #20 or #21 or #22 or #23
#25	302513	#24 and not #7
#26	210556	#23 and not（#8 or #16）
#27	456512	#8 or #16 or #24
#28	991	物质戒断综合征【扩展全部树】/全部副主题词
#29	2315	阿片相关性障碍【扩展全部树】/全部副主题词
#30	1664	海洛因依赖【扩展全部树】/全部副主题词
#31	378	吗啡依赖【扩展全部树】/全部副主题词
#32	1004	ALL: 戒断综合征
#33	3233	ALL: 阿片
#34	2558	ALL: 海洛因
#35	4502	ALL: 吗啡
#36	1507	ALL: 戒毒
#37	2169	ALL: 药物依赖

续表

序号	命中文献数	检索表达式
#38	1623	ALL：药物滥用
#39	99	ALL：物质依赖
#40	198	ALL：物质滥用
#41	2824	#28 or #29 or #30 or #31
#42	10057	#32 or #33 or #34 or #35 or #36
#43	3434	#37 or #38 or #39 or #40
#44	11673	#41 or #42 or #43
#45	49116	中医疗法【扩展全部树】/全部副主题词
#46	1582	中西医结合疗法【扩展全部树】/全部副主题词
#47	1135	中药疗法【扩展全部树】/全部副主题词
#48	441258	ALL：中医
#49	124939	ALL：中西医
#50	199903	ALL：中药
#51	589768	#45 or #46 or #47 or #48 or #49 or #50
#52	1291	#44 and #51
#53	108	物质戒断综合征【扩展全部树】/中西医结合疗法，中医药疗法，中药疗法，中医疗法
#54	145	阿片相关性障碍【扩展全部树】/中西医结合疗法，中医药疗法，中药疗法，中医疗法
#55	72	海洛因依赖【扩展全部树】/中西医结合疗法，中医药疗法，中药疗法，中医疗法

续表

序号	命中文献数	检索表达式
#56	49	吗啡依赖【扩展全部树】/ 中西医结合疗法，中医药疗法，中药疗法，中医疗法
#57	203	#53 or #54 or #55 or #56
#58	1291	#52 or #57
#59	395	#27 and #58

（3）Japanese/ 日本語

Japana Centra Revuo Medicina - 日本《医学中央雑誌》

On June 1st 2005 at the Chinese Evidence-Based Medicine Centre

http://www.jamas.gr.jp

履歴検索

検索対象年···1983—2005

No.	検索式	件数
#1	（ランダム化比較試験 /TH or ランダム化比較試験 /AL ）	745
#2	（比較臨床試験 /TH or 比較臨床試験 /AL ）	805
#3	（臨床試験 /TH or 臨床試験 /AL ）	2404
#4	（前向き研究 /TH or 前向き研究 /AL ）	2580
#5	（縦断研究 /TH or 縦断研究 /AL ）	2944
#6	#1 or #2 or #3 or #4 or #5	3230
#7	（アルコール離脱性せん妄 /TH or アルコール離脱性せん妄 /AL ）	2
#8	（離脱症候群 /TH or 離脱症候群 /AL ）	58

续表

No.	検索式	件数
#9	（モルヒネ依存 /TH or モルヒネ依存 /AL）	12
#10	（ヘロイン依存 /TH or ヘロイン依存 /AL）	1
#11	（オピオイド関連障害 /TH or オピオイド関連障害 /AL）	16
#12	（精神障害 /TH or 精神障害 /AL）	6733
#13	（化学物質関連障害 /TH or 化学物質関連障害 /AL）	612
#14	#7 or #8 or #9 or #10 or #11 or #12 or #13	6842
#15	中医学 /TH or 中医学 /TH or 中医学の古典理論 /TH	378
#16	中医学 /TH or 中医学 /TH or 漢方医学 /TH or 漢方医学 /TH or 漢方医学 /TH or 疝気 /TH	450
#17	（漢方医学 /TH or 漢方医学 /AL）	237
#18	（中医学 /TH or 中医学 /AL）	390
#19	（東洋医学 /TH or 東洋医学 /AL）	752
#20	（伝統医学 /TH or 伝統医学 /AL）	598
#21	（漢方薬 /TH or 漢方薬 /AL）	876
#22	（刺鍼法 /TH or 刺鍼法 /AL）	530
#23	刺鍼法 /TH	530
#24	（耳鍼法 /TH or 耳鍼法 /AL）	2
#25	#15 and #16 and #17 and #18 and #19 and #20 and #21 and #22 and #23 and #24	0
#26	#15 and #16 and #17 and #18 and #19 and #20 and #21 and #22 and #23 and #24	0
#27	#15 or #16 or #17 or #18 or #19 or #20 or #21 or #22 or #23 or #24 or #26	1809

No.	检索式	件数
#28	#6 and #14 and #27	2
#29	#14 and #27	88

点评

　　上述中展示的 Cochrane 系统评价检索式看似复杂、难懂，但当我们从表面深入理解，就会发现，其实一个看似复杂、难懂的 Cochrane 系统评价的检索式主要包括以下几个方面的内容（以干预系统评价为例）：1. 不同研究类型的检索 filter：这部分策略会由于不同的数据库而不同；2. 涉及"疾病"和"干预措施"的检索词：这部分主要包括其主题词、自由词（同义词、近义词）等，且同一概念下的不同表达词语之间，用布尔逻辑 OR 连接。3. 将以上不同方面的检索结果，用布尔逻辑 AND 最后连接，就完成了最终的检索。因此，我们可以遵循以上的原则，制定符合要求的、完善而全面的系统评价检索策略。

点评专家简介

　　马彬，博士，副教授，硕士研究生导师。主要从事系统评价方法学、医学研究报告规范等研究工作。以第一作者发表 SCI 论文十余篇，主持国家自然科学基金青年项目 1 项，其他省级科研项目 3 项。作为主要完成人的科研项目获得国家教学成果二等奖 1 项（3/5）、甘肃省教学成果一等奖 1 项（3/5）、甘肃省科学技术进步一等奖 1 项（3/13）和甘肃省医学科技特等奖 1 项（3/13）。目前担任甘肃省医师协会循证医学专业委员会常务委员，甘肃省老年医学学会老年肿瘤学分会委员、中国医师协会微无创医学专业委员会临床研究与指控专业委员会委员，国际药物经济学与结果研究协会（ISPOR）华西分会委员，中国医疗保健国际交流促进会循证医学分会青年委员，中国临床试验伦理审查委员会成员等社会职务。担任《Source Journal of Alternative and Complementary Medicine（SJACM）》杂志编委，是《Acupuncture in Medicine》《Trials》《Plos ONE》《Frontiers of Medicine》《The Journal of Alternative and Complementary Medicine》和《中国循证医学杂志》等多本杂志审稿人。

5

手把手教你 Cochrane 系统评价 pubmed 循证检索实际操作步骤

在确定题目和纳入标准的条件下，我们就可以进行循证检索了。

当然第一步是确定检索策略。

本节主要内容以 pubmed 为例，进行一个题目的检索。

Pubmed 检索包括三部分：

第一部分关于临床对照试验的检索。

第二部分关于疾病的检索。

第三部分是关于干预措施的检索。

将三部分进行交叉，取交集"and"。对于临床对照试验的检索，英文的检索策略主要来自《Cochrane Handbook》，而中文检索也可参考《Cochrane Handbook》制定的中文相应的 RCT 检索策略。检索之前一定要参考学习一下这两个重要的检索策略。

这三步是循证检索的核心思路，掌握这一点至关重要。无论检索语言怎样变换，无论检索库怎样选择，只要是想制作一篇系统评价，这三步的检索就一定要坚持贯彻始终。

按照 Cochrane 协作网的循证检索，可以结合 PICOS 原则：①问题的对象（patient or population，患者或人群）；②干预措施（intervention，如诊断治疗方法）；③其他备选措施（comparison，即比较因素）；④结果（outcome，即干预措施的诊疗效果）；⑤研究类型（study，即研究的设计类型），共同制定检索策略。

举例：

奥美拉唑对比法莫替丁治疗反流性食管炎随机对照试验的系统评价

第一步：确定 PICOS

P：反流性食管炎患者（符合某项国际诊断标准）

I：PPI 质子泵抑制剂（例如奥美拉唑）

C：H_2 受体阻滞剂（例如法莫替丁）

O：反酸烧心缓解率，不良反应发生率，恶化率等

S：RCT

第二步：确定反流性食管炎的检索词

（1）从 PubMed 的 MeSH 词库开始，打开 MeSH 数据库

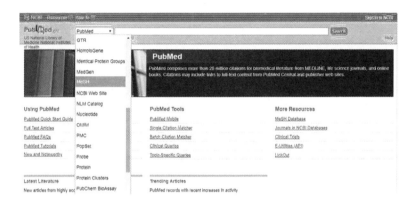

（2）输入"胃食管反流病""反流性食管炎"等平时用的英文检索词到 MeSH 数据库。

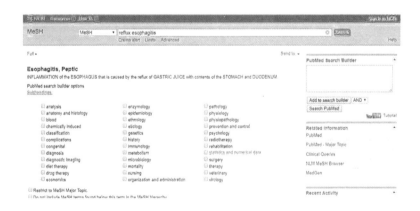

（3）确定反流性食管炎的 MeSH 主题词及款目词，看到 MeSH 树状结构。

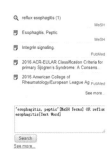

Tree Number(s): C06.405.117.620.420, C06.405.205.663.420, C06.405.469.800.523, C06.405.748.586.524
MeSH Unique ID: D004942
Entry Terms:
- Esophagitides, Peptic
- Peptic Esophagitides
- Peptic Esophagitis
- Esophagitis, Reflux
- Esophagitides, Reflux
- Reflux Esophagitides
- Reflux Esophagitis

All MeSH Categories
  Diseases Category
    Digestive System Diseases
      Gastrointestinal Diseases
        Esophageal Diseases
          Esophagitis
            Esophagitis, Peptic

All MeSH Categories
  Diseases Category
    Digestive System Diseases
      Gastrointestinal Diseases
        Gastroenteritis
          Esophagitis
            Esophagitis, Peptic

All MeSH Categories
  Diseases Category
    Digestive System Diseases
      Gastrointestinal Diseases

这里面的 Reflux esophagitis 是我们医生想到的自由词，经过 MeSH 检索发现 "Esophagitis Peptic" 是这个的主题词，也就是反流性食管炎的大名。

MeSH 树状结构也显示的很清楚，在相应疾病的什么位置。

而 Entry Terms 显示的这几个词汇

- Esophagitides, Peptic
- Peptic Esophagitides
- Peptic Esophagitis
- Esophagitis, Reflux
- Esophagitides, Reflux
- Reflux Esophagitides
- Reflux Esophagitis

就是款目词，也就是我们平时在说话和诊疗的时候，会用到的词汇。掌握了这些词汇，就知道了反流性食管炎家族的所有名字，从他们出发，进行病名的检索，就会得到关于"反流性食管炎"所有研究。

具体方法就是，用 MeSH 检索 "Reflux esophagitis"，用自由词检索方式进行款目词检索。

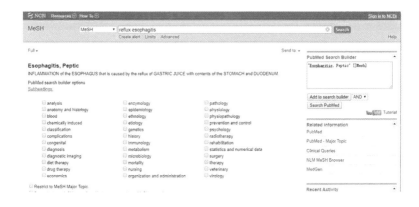

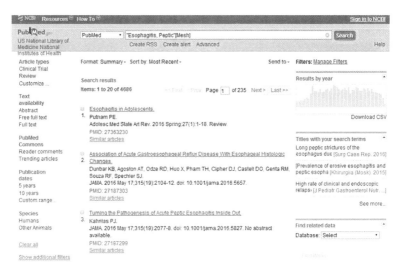

第三步：检索病名，也就是对 P 的检索

上图出现结果后，即刻回到 Advanced，进行全面观察。

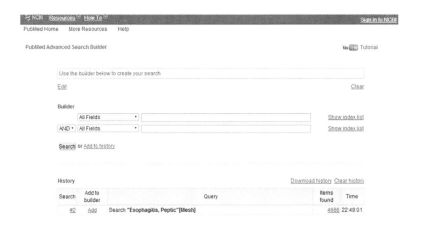

从上图我们可以看出，关于"反流性食管炎"的 MeSH 检索。结果显示，有 4686 条命中项。随后进行款目词的检索，也就是自由词的检索。

经过 MeSH 和自由词的检索，我们得到了病名也就是所有的关于"反流性食管炎"的检索结果。用 OR 取并集合并 #1 到 #6。

这个 #7 就是当前我们要的结果——关于"反流性食管炎"的检索结果。我们把这几个检索步骤命名为 P。

Search or Add to history

History   Download history Clear history

Search	Add to builder	Query	Items found	Time
#7	Add	Search (#1 or #4 or #5 or #6)	9919	02:24:15
#6	Add	Search * reflux esophagitides	5520	02:23:05
#5	Add	Search • Reflux Esophagitides	5520	02:23:05
#4	Add	Search Peptic Esophagitis	5541	02:22:41
#1	Add	Search Reflux esophagitis	9897	02:15:30

第四步：干预措施的检索

干预措施的检索包括奥美拉唑 Omeprazole 以及 PPI 质子泵

抑制剂 proton pump inhibitors。对照的检索包括法莫替丁 Famotidine 以及别名 Famodil，Aspartate，h2-blockers 等

其中对于 I 的检索就是 #14 Search （#9 or #10）

对于 C 的检索就是 #15 Search （#11 or #12 or #13）

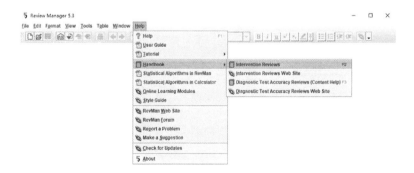

Search	Add to builder	Query	Items found	Time
#15	Add	Search (#11 or #12 or #13)	153876	03:26:23
#14	Add	Search (#9 or #10)	21024	03:22:45
#13	Add	Search h2-blockers	20618	03:20:36
#12	Add	Search Aspartate	133005	03:19:38
#11	Add	Search Famotidine	2107	03:19:02
#10	Add	Search proton pump inhibitors	19268	03:10:05
#9	Add	Search omeprazole	11177	03:07:45
#8	Add	Search ameprazole	1	03:07:45
#7	Add	Search (#1 or #4 or #5 or #6)	9919	02:24:15
#6	Add	Search * reflux esophagitides	5520	02:23:05
#5	Add	Search • Reflux Esophagitides	5520	02:23:05
#4	Add	Search Peptic Esophagitis	5541	02:22:41
#1	Add	Search Reflux esophagitis	9897	02:15:30

第五步：对于研究类型 S 的检索

对于 O 不用检索，我们看一下 S 的检索。

S 是研究类型，本例中是 RCT，那么如何检索 RCT 呢？

给大家一条捷径：请首先打开 Revman 软件，打开 help 中的 Handbook 其中的 Intervention Reviews。

然后，在 find 栏检索"pubmed"，点击回车，就有制定好的检索式给你参考。

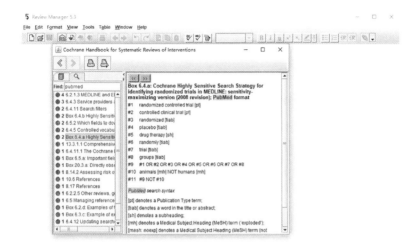

没错，这 11 步就是国际顶尖检索专家已经为 RCT 量身定做的检索策略，我们只要复制粘贴就好啦。

开始吧。

Box 6.4.a: Cochrane Highly Sensitive Search Strategy for identifying randomized trials in MEDLINE: sensitivity-maximizing version (2008 revision); PubMed format

---

#1	randomized controlled trial [pt]
#2	controlled clinical trial [pt]
#3	randomized [tiab]
#4	placebo [tiab]
#5	drug therapy [sh]
#6	randomly [tiab]

#7	trial [tiab]
#8	groups [tiab]
#9	#1 OR #2 OR #3 OR #4 OR #5 OR #6 OR #7 OR #8
#10	animals [mh] NOT humans [mh]
#11	#9 NOT #10

这里面的 #26 就是我们检索的 S，也就是本例中的 RCT 的检索。这说明，当前的 Pubmed 数据库中，一共有 3380444 这么多篇 RCT 的检索结果。

History					
				Download history	Clear history
Search	Add to builder	Query		Items found	Time
#26	Add	Search (#24 NOT #25)		3380444	03:38:31
#25	Add	Search (animals [mh] NOT humans [mh])		4271510	03:38:00
#24	Add	Search (#16 OR #17 OR #18 OR #19 OR #20 OR #21 OR #22 OR #23)		3914920	03:37:43
#23	Add	Search groups [tiab]		1653645	03:36:48
#22	Add	Search trial [tiab]		447482	03:36:34
#21	Add	Search randomly [tiab]		262012	03:35:52
#20	Add	Search drug therapy [sh]		1880554	03:35:34
#19	Add	Search placebo [tiab]		180177	03:35:20
#18	Add	Search randomized [tiab]		393375	03:35:07
#17	Add	Search controlled clinical trial [pt]		508782	03:34:58
#16	Add	Search randomized controlled trial [pt]		422727	03:34:37
#15	Add	Search (#11 or #12 or #13)		153876	03:26:23
#14	Add	Search (#9 or #10)		21024	03:22:45
#13	Add	Search h2-blockers		20618	03:20:36
#12	Add	Search Aspartate		133005	03:19:38
#11	Add	Search Famotidine		2107	03:19:02
#10	Add	Search proton pump inhibitors		19268	03:10:05
#9	Add	Search omeprazole		11177	03:07:45
#8	Add	Search ameprazole		1	03:07:45
#7	Add	Search (#1 or #4 or #5 or #6)		9919	02:24:15
#6	Add	Search * reflux esophagitides		5520	02:23:05
#5	Add	Search • Reflux Esophagitides		5520	02:23:05
#4	Add	Search Peptic Esophagitis		5541	02:22:41
#1	Add	Search Reflux esophagitis		9897	02:15:30

第六步：合并 PICOS

合并这步就是一个综合的效果。

最后一步就是见证奇迹的时刻，我们需要把这些分别检索的条目进行交集处理。P and I（and C）（and O）and S

其中括号中的根据具体情况可以出现也可以不出现，根据检索的目的和数量进行调控。

本例中就是 #7 and #14（and #15）and #26，结果如下。

Search	Add to builder	Query	Items found	Time
#28	Add	Search (#7 and #14 and #26)	1418	03:44:10
#27	Add	Search (#7 and #14 and #15 and #26)	324	03:43:49
#26	Add	Search (#24 NOT #25)	3380444	03:38:31
#25	Add	Search (animals [mh] NOT humans [mh])	4271510	03:38:00
#24	Add	Search (#16 OR #17 OR #18 OR #19 OR #20 OR #21 OR #22 OR #23)	3914920	03:37:43
#23	Add	Search groups [tiab]	1653645	03:36:48
#22	Add	Search trial [tiab]	447482	03:36:34
#21	Add	Search randomly [tiab]	262012	03:35:52
#20	Add	Search drug therapy [sh]	1880554	03:35:34
#19	Add	Search placebo [tiab]	180177	03:35:20
#18	Add	Search randomized [tiab]	393375	03:35:07
#17	Add	Search controlled clinical trial [pt]	508782	03:34:58
#16	Add	Search randomized controlled trial [pt]	422727	03:34:37
#15	Add	Search (#11 or #12 or #13)	153876	03:26:23
#14	Add	Search (#9 or #10)	21024	03:22:45
#13	Add	Search h2-blockers	20618	03:20:36
#12	Add	Search Aspartate	133005	03:19:38
#11	Add	Search Famotidine	2107	03:19:02
#10	Add	Search proton pump inhibitors	19268	03:10:05
#9	Add	Search omeprazole	11177	03:07:45
#8	Add	Search ameprazole	1	03:07:45
#7	Add	Search (#1 or #4 or #5 or #6)	9919	02:24:15
#6	Add	Search * reflux esophagitides	5520	02:23:05
#5	Add	Search • Reflux Esophagitides	5520	02:23:05
#4	Add	Search Peptic Esophagitis	5541	02:22:41
#1	Add	Search Reflux esophagitis	9897	02:15:30

#27 的检索目的是：奥美拉唑对比法莫替丁治疗反流性食管炎的随机对照试验检索结果命中 324 个研究。

#28 的检索目的是：奥美拉唑对治疗反流性食管炎的随机对照试验的检索结果命中 1418 个研究。

很明显 28 命中的比 27 多，因为少受一层限制的原因。

如果我们实际检索过程中，限制的太多，命中过少的话，可以通过这个方面来扩大检索，如果命中的太多，我们也可以通过这种方法来缩小检索。

总结一下：全程检索式如下。

History

Download history Clear history

Search	Add to builder	Query	Items found	Time
#28	Add	Search（#7 and #14 and #26）	1418	03:44:10
#27	Add	Search（#7 and #14 and #15 and #26）	324	03:43:49
#26	Add	Search（#24 NOT #25）	3380444	03:38:31
#25	Add	Search（animals [mh] NOT humans [mh]）	4271510	03:38:00
#24	Add	Search（#16 OR #17 OR #18 OR #19 OR #20 OR #21 OR #22 OR #23）	3914920	03:37:43
#23	Add	Search groups [tiab]	1653645	03:36:48
#22	Add	Search trial [tiab]	447482	03:36:34
#21	Add	Search randomly [tiab]	262012	03:35:52
#20	Add	Search drug therapy [sh]	1880554	03:35:34
#19	Add	Search placebo [tiab]	180177	03:35:20
#18	Add	Search randomized [tiab]	393375	03:35:07

续表

Search	Add to builder	Query	Items found	Time
#17	Add	Search controlled clinical trial [pt]	508782	03:34:58
#16	Add	Search randomized controlled trial [pt]	422727	03:34:37
#15	Add	Search（#11 or #12 or #13）	153876	03:26:23
#14	Add	Search （#9 or #10）	21024	03:22:45
#13	Add	Search h2-blockers	20618	03:20:36
#12	Add	Search Aspartate	133005	03:19:38
#11	Add	Search Famotidine	2107	03:19:02
#10	Add	Search proton pump inhibitors	19268	03:10:05
#9	Add	Search omeprazole	11177	03:07:45
#8	Add	Search ameprazole	1	03:07:45
#7	Add	Search （#1 or #4 or #5 or #6）	9919	02:24:15
#6	Add	Search reflux esophagitides	5520	02:23:05
#5	Add	Search Reflux Esophagitides	5520	02:23:05
#4	Add	Search Peptic Esophagitis	5541	02:22:41
#1	Add	Search Reflux esophagitis	9897	02:15:30

甫寸　检索于 2016 年 11 月 22 日

当然，根据题目，我们可以再不断地修改。

请大家根据自己的题目练习一下。

点评

完整的检索式是系统评价研究检索策略的灵魂和核心。一个完整检索式的制定包括以下步骤：①确定检索词：基于系统评价研究问题涉及的核心要素（PICOS，以临床干预研究为例），通常不涉及 Outcome 方面的检索词，P 和 I 方面的检索词为必需检索，C 方面的检索词根据具体要求取舍；②确定检索内容各部分检索式：第一，确定检索内容各部分的主题词（针对有主题检索功能的数据库）。第二，确定检索内容各部分的自由词。同一概念 / 内容下涉及的检索词（包括主题词和同义词）用布氏运算符"OR"连接；③确定课题最终的检索式，评估检索结果：在制定完成检索内容各部分检索式后，以布氏运算符"AND"连接各部分检索式即可得到最终检索式；④实施检索：第一，根据不同数据库的要求，分步实施检索式。第二，实施针对不同研究类型的检索 filter（不同数据库或检索平台要求不同），将其结果与最终的检索式用布氏运算符"AND"连接。

点评专家简介

马彬，博士，副教授，硕士研究生导师。主要从事系统评价方法学、医学研究报告规范等研究工作。以第一作者发表 SCI 论文十余篇，主持国家自然科学基金青年项目 1 项，其他省级科研项目 3 项。作为主要完成人的科研项目获得国家教学成果二等奖 1 项（3/5）、甘肃省教学成果一等奖 1 项（3/5）、甘肃省科学技术进步一等奖 1 项（3/13）和甘肃省医学科技特等奖 1 项（3/13）。目前担任甘肃省医师协会循证医学专业委员会常务委员，甘肃省老年医学学会老年肿瘤学分会委员、中国医师协会微无创医学专业委员会临床研究与指控专业委员会委员，国际药物经济学与结果研究协会（ISPOR）华西分会委员，中国医疗保健国际交流促进会循证医学分会青年委员，中国临床试验伦理审查委员会成员等社会职务。担任《Source Journal of Alternative and Complementary Medicine（SJACM）》杂志编委，是《Acupuncture in Medicine》《Trials》《Plos ONE》《Frontiers of Medicine》《The Journal of Alternative and Complementary Medicine》和《中国循证医学杂志》等多本杂志审稿人。

视频 （请通过"约健康"APP扫码观看，下载"约健康"APP请参见文前第5页。）

九阳真经之实例解读循证检索，一步一步照着做

6

循证检索中不得不说的
《医学主题词表》MeSH 主题词

《医学主题词表》(medical subject headings，MeSH)，是美国国立医学图书馆编制的权威性主题词表。它是一部规范化的可扩充的动态性叙词表。美国国立医学图书馆以它作为生物医学标引的依据，编制《医学索引》(*Index Medicus*)及建立计算机文献联机检索系统 MEDLINE 数据库。《MeSH》汇集约 18 000 多个医学主题词。

其实怎么说呢，简单而言，MeSH 词就是一个名词的大名。

例如，我的姓名叫"李博"，这是身份证上的词，熟悉我的人知道我在微博上叫做"甫寸"，搜索甫寸也能搜索到我，还有的时候，我叫做 bv1013，这是我在当丁香园版主的时候的 ID。

都能找到我，就像检索一个疾病，可能有不同的称谓一样，我们必须知道这个疾病有多少个名称。

想找我可以在网上搜索"甫寸"，但是，搜到的甫寸是不是真的是我呢，就需要考证了。怎样最准确地找到确定的我，就要用身份证上的名字在公安局找一下。对于咱们的检索来说，MeSH 主题词就是疾病身份证的名字，而 pubmed 就是他们的公安局。

举例说明一下 MeSH 词的重要性和如何找到。

根据 Cochrane 系统评价的制作，需要对阿片类戒断综合征进行检索，从中我们可以对关于"阿片类物质依赖稽延性戒断综合征"中英日文主题词及相关词汇进行比较。

检索背景

随着毒品问题的日益严重，关于戒毒的研究日益受到医学家的重视。阿片类物质依赖戒断综合征是阿片类物质戒断后出现的特征性的症状和体症。包括急性戒断综合征和稽延性戒断综合征。那么要是研究一个"戒毒"课题，应该用什么主题词检索呢？

首先关注中英日文三大检索系统的主题词树状结构。

中英日文主题词树状结构

（1）Pubmed 上的相关主题词

All MeSH Categories

  Psychiatry and Psychology Category

    Mental Disorders

      Substance-Related Disorders

        Alcohol-Related Disorders +

        Amphetamine-Related Disorders

        Cocaine-Related Disorders

        Marijuana Abuse

        Neonatal Abstinence Syndrome

        Opioid-Related Disorders

          Heroin Dependence

          Morphine Dependence

        Phencyclidine Abuse

        Psychoses, Substance-Induced

        Substance Abuse, Intravenous

        Substance Withdrawal Syndrome

          Alcohol Withdrawal Delirium

Alcohol Withdrawal Seizures

Tobacco Use Disorder

（2）SinoMed 上的相关主题词

精神障碍　Mental Disorders

适应障碍

焦虑症（＋7）

谵妄，痴呆，遗忘，认知障碍（＋13）

分离型精神障碍（＋1）

进食障碍（＋3）

……

物质相关性障碍　Substance-Related Disorders

酒精相关性障碍（＋3）

苯丙胺相关性障碍

可卡因相关性障碍

大麻滥用

新生儿禁戒综合征

阿片相关性障碍（＋2）Opioid-Related Disorders

海洛因依赖　Heroin Dependence

吗啡依赖　Morphine Dependence

苯环利定滥用

物质滥用，静脉内

物质禁戒综合征　Substance Withdrawal Syndrome

烟草对健康的危害

（3）《医学中央杂志》上的相关主题词

• 精神障害（f3+）

　∘ 解離性障害（f3-10+）

　　▪ 多重人格障害（f3-10-10）

◦ 化学物質関連障害（f3-20+）
　▪ アルコール関連障害（f3-20-10+）
　　▪ Wernicke 脳症（f3-20-10-10）
　　▪ アルコール症（f3-20-10-20）
　　▪ アルコール中毒 - 急性（f3-20-10-30）
　　▪ アルコール離脱性せん妄（f3-20-10-40）
　　▪ 健忘症 - アルコール性（f3-20-10-50+）
　　　▪ Korsakoff 症候群（f3-20-10-50-10）
　　▪ 精神病 - アルコール性（f3-20-10-60）
　▪ オピオイド関連障害（f3-20-20+）
　　▪ ヘロイン依存（f3-20-20-10）
　　▪ モルヒネ依存（f3-20-20-20）
　▪ 覚醒剤関連障害（f3-20-30）
　▪ コカイン関連障害（f3-20-40）
　▪ 新生児離脱症候群（f3-20-50）
　▪ 精神病 - 物質誘発（f3-20-60）
　▪ タバコ依存（f3-20-70）
　▪ フェンシクリジン乱用（f3-20-80）
　▪ 物質乱用 - 静脈内（f3-20-90）
　▪ マリファナ乱用（f3-20-100）
　▪ 離脱症候群（f3-20-110+）
　　▪ アルコール離脱性せん妄（f3-20-110-10）

（4）其他自由词及相关词汇（这就是疾病的网名）

物质戒断综合征——款目词

Drug Withdrawal Symptoms　撤药症状

Withdrawal Symptoms　戒断症状

物质相关性障碍——款目词

Drug Abuse　药物滥用

Drug Addiction　药瘾

Drug Dependence　药物依赖

Drug Habituation　药物成瘾

Substance Abuse　物质滥用

Substance Dependence　物质依赖

阿片相关性障碍——款目词

Opiate Addiction　阿片成瘾

Opiate Dependence　阿片依赖

海洛因依赖——款目词

Heroin Abuse　海洛因滥用

Heroin Addiction　海洛因成瘾

Heroin Users　海洛因使用者

吗啡依赖——款目词

Morphine Abuse　吗啡滥用

Morphine Addiction　吗啡成瘾

Morphine Users　吗啡使用者

医学 MeSH 主题词对于戒毒课题

从主题词检索来看，对"阿片类物质依赖稽延性戒断综合征"进行全面文献收集的最接近的主题词锁定在以下四个：

English	日本語	中文
Substance Withdrawal Syndrome	離脱症候群	物质戒断综合征
Opioid-Related Disorders	オピオイド関連障害	阿片相关性障碍
Heroin Dependence	ヘロイン依存	海洛因依赖
Morphine Dependence	モルヒネ依存	吗啡依赖

所以，主题词检索就应当以这四个词为主进行主题词检索。同时要对相关自由词和款目词进行全面检索。

参考网址

（1）美国《医学索引》http://www.ncbi.nlm.nih.gov
（2）中国《中文科技资料目录》－SinoMed http://www.sinomed.ac.cn
（3）日本《医学中央杂志》http://www.jamas.gr.jp
（4）北京大学中国药物依赖性研究所药物依赖词汇 http://www.nidd.ac.cn

点评

主题词是经过优选和规范化处理的词汇，通常由主题词表来控制，Pubmed 数据库、Embase 数据库和 Cochrane 图书馆等均有主题检索途径，中文医学数据库中仅中国生物医学文献数据库具有主题检索途径。主题词检索主要是帮助证据检索者达到查准的目的。因此，当系统评价研究者制定检索策略时，就主题检索方面需要以下问题：第一确定的检索词是否有对应的主题词；第二确定的检索数据库是否有对应的主题检索途径。但需要注意的是，不同数据库的主题词表所涵盖内容略有差别，另外，并非所有的检索词均有对应的主题词。

点评专家简介

马彬，博士，副教授，硕士研究生导师。主要从事系统评价方法学、医学研究报告规范等研究工作。以第一作者发表 SCI 论文十余篇，主持国家自然科学基金青年项目 1 项，其他省级科研项目 3 项。作为主要完成人的科研项目获得国家教学成果二等奖 1 项（3/5）、甘肃省教学成果一等奖 1 项（3/5）、甘肃省科学技术进步一等奖 1 项（3/13）和甘肃省医学科技特等奖 1 项（3/13）。目前担任甘肃省医师协会循证医学专业委员会常务委员，甘肃省老年医学学会老年肿瘤学分会委员、中国医师协会微无创医学专业委员会临床研究与指控专业委员会委员，国际药物经济学与结果研究协会（ISPOR）华西分会委员，中国医疗保健国际交流促进会循证医学分会青年委员，中国临床试验伦理审查委员会成员等社会职务。担任《Source Journal of Alternative and Complementary Medicine（SJACM）》杂志编委，是《Acupuncture in Medicine》《Trials》《Plos ONE》《Frontiers of Medicine》《The Journal of Alternative and Complementary Medicine》和《中国循证医学杂志》等多本杂志审稿人。

第三章

循证评价步步走

1

《文献检索及 get 技巧》——
巧用互联网资源

赵国桢

在制作循证临床证据的过程中，我们常规上要检索 SinoMed、CNKI、维普、万方等中文检索平台；同时也要检索 Pubmed、Cochrane Library、Ovid 等英文检索平台。

中文文献很容易就可以下载到，但很多同道们问我，外文文献怎么下载？在 Pubmed 上检索到的结果往往只提供了一个链接，打开后就是一个收费的窗口，而且往往收的都是美元、欧元，就算我们是个土豪也不舍得全部花钱下载，能否找到一个既免费又不侵犯版权的下载途径呢？

在这里，我推荐给大家一个好用的网络平台——百度学术（http://xueshu.baidu.com/）。目前，任何一个文献检索平台都无法涵盖所有的文献。百度学术本身并不是一个文献库，但它集合了大多数主流检索平台，并能对这些平台包含的所有文献进行综合检索，还能提供给我们检索到文献的所有下载链接，这个功能大大方便了我们对英文文献的下载。下面，我们来看一下具体的使用方法。（以下载《Assessment of Clinical Criteria for Sepsis: For the Third International Consensus Definitions for Sepsis and Septic Shock（Sepsis-3）》为例）

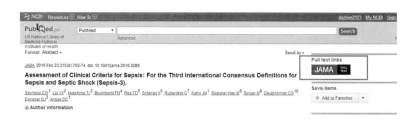

我们可以看到，在 Pubmed 上这篇文章只有一个 JAMA 杂志的链接，点开链接后是一个不付钱就无法阅读全文的页面。接下来，我们一起来看看百度文库怎么下载到它的全文。

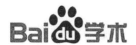

（1）打开百度文库，网址：http://xueshu.baidu.com，检索文献名称，找到所需要的文献。

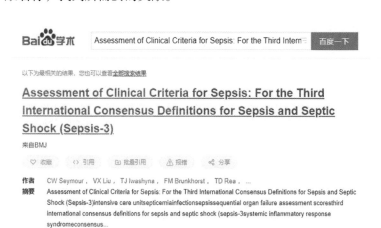

（2）在界面的中部，我们可以看到三栏菜单——"全部来源""免费下载""求助全文"。全部来源是指这篇文章都有哪些下载链接；"免费下载"是全部链接中的免费部分。所以我们要点击"免费下载"一栏。

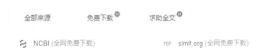

（3）在"免费下载"中点击任意链接，会在新窗口中打开所需文献的 PDF。

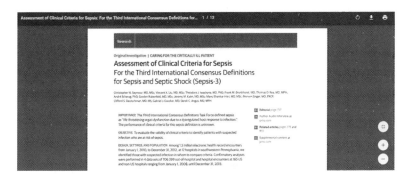

（4）将 PDF 页的网址（http://XXXXXXX.pdf）复制，在浏览器自带下载器中新建任务，粘贴网址，进行下载。

下载管理器   — □ ×

新建下载   ×

网　址　http://infekt.ch/content/uploads/2016/05/jc_april16_thalmann.pdf

文件名　jc_april16_thalmann.pdf

下载到　C:\Users\Administrator\Desktop   剩余52.2GB ▼   浏览...

打开   下载   取消

清空列表   ＋   ☼

（5）完成。

jc_april16_
thalmann.
pdf

　　大家需要注意的是，并不是所有文献都有免费下载的链接；也不是所有的链接都是有效链接，但这样的文献并不多。如果真遇到这样的文献，还是必须要的文献，推荐大家从某宝购买吧。

　　另外，百度学术还有另外一个实用的小功能，也和大家分享一下。

　　在我们初写参考文献的时候，其对空格、中英文符号、页码的格式要求往往让人心烦。大家在百度学术上检索文献的时候，注意到这个符号了吗？

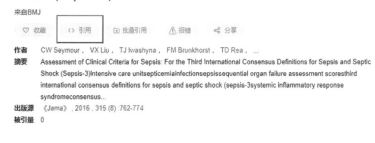

我们点开它。

引用

复制并粘贴一种已设定好的引用格式，或利用其中一个链接导入到文献管理软件中。

GB/T 7714　Seymour C W, Liu V X, Iwashyna T J, et al. Assessment of Clinical Criteria for Sepsis[J]. Jama the Journal of the American Medical Association, 2016, 315(8):762.

MLA　Seymour, Christopher W., et al. "Assessment of Clinical Criteria for Sepsis." *Jama the Journal of the American Medical Association* 315.8(2016):762.

APA　Seymour, C. W., Liu, V. X., Iwashyna, T. J., Brunkhorst, F. M., Rea, T. D., & Scherag, A., et al. (2016). Assessment of clinical criteria for sepsis. *Jama the Journal of the American Medical Association*, 315(8), 762.

导入链接　BibTeX　EndNote　RefMan　NoteFirst　NoteExpress

这个不就是正确格式的参考文献吗？对，就是它，我们尽情的复制粘贴吧！

点评

　　循证实践的关键因素之一是基于系统检索到的高质量研究证据，那么如何获得高质量研究证据是研究者和临床医生必须掌握的技能。除了从当前推荐的数据库中检索外，还有一些证据需要从不同搜索引擎中获得，如 Google Scholar、百度学术、必应学术等。所以掌握搜索引擎对我们很重要。如果你所在的大学购买了不同的中外文数据库，通过搜索引擎可以快速获得全文资料。Google Scholar 有很多的免费资源和灰色文献，只是我们因为某些原因无法获得，其实也可以穿过封锁线获得我们需要的资源。但是有时候经常不方便，大家采用百度学术可以更加多个途径获得免费文献，真是我们研究者的好帮手。除此之外，应用百度学术还可以规范研究者的参考文献格式。文献检索及 get 技巧，又教会了我们走进循证的一招。

点评专家简介

　　拜争刚，博士，南京理工大学公共事务学院教授。2011年获得兰州大学与美国南加利福尼亚大学社会工作学院联合培养博士学位。2011 年 10 月至 2016 年 9 月工作于兰州大学循证医学中心，主要从事循证医学教学，老年健康研究。2017 年 1 月调入南京理工大学公共事务学院，从事循证社会工作研究，循证社会科学研究。担任中国医疗保健国际交流促进会循证医学分会临床研究方法学组副组长，中国中医药信息研究会临床研究分会理事，甘肃省医师协会循证医学专业委员会常务委员。中国 CMB-CMU-FAIMER 成员。中国儿童及老年健康证据转化平台主要创建者之一。

2

循证评价的六大门派——
ROB 见招拆招

话说武林高手汇聚于光明顶，和明教展开较量，武当、峨眉、崆峒等各显神通，一展英雄本色。那么，对于张无忌这边来说，就是要经过和这六大门派 PK，经过他们的检验，才能让明教利于不败之地。要怎样检验呢？只有面对面的过招拆招。

对于一个临床试验，判定其质量如何，能不能利于不败之地，也同样需要"六大门派"的检验。

■ 平行性随机对照试验偏倚风险评估（risk of bias，ROB）工具的评估内容包括 6 个方面：随机序列、隐蔽分组、盲法、不完整数据资料、选择性报告和其他来源偏倚，对于每个领域可作出"yes, unclear, no"三种判断，以表示其对应偏倚发生的风险分别为"低风险，风险判断不清楚，高风险"。

ROB 工具由两部分组成：对评价条目的具体描述（description）和对评价条目偏倚风险评估的判断（judgment）。

Items	Note
Sequence generation	In these six domains, the judgments of
Allocation concealment	'Yes' / 'low risk of bias'
Blinding	'No' / 'high risk of bias',
Incomplete outcome data	'Unclear' / 'uncertain risk of bias
Selective outcome reporting	
Other sources of bias	

为何张无忌代表的明教会和六大门派打了起来？这就需要看一下他们之前的渊源。那么，六大门派是从哪里来的呢？

当然要回到我们的溯源地《Cochrane Handbook for Systematic Reviews of Interventions》（version 5.1.0）（http://handbook-5-1.cochrane.org/）

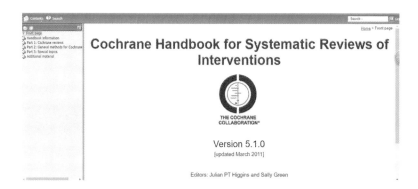

这本书是循证修炼所有武功的全集，如果想登堂入室，不但要秉烛夜读，还需要认真修炼很长时间，才不会走火入魔。

对于循证评价的六大门派，我们可以先看其中的节选部分：第八章，纳入研究的偏倚风险评估。

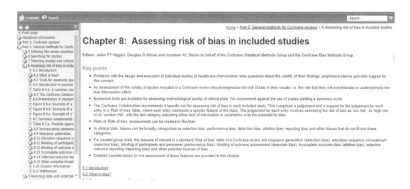

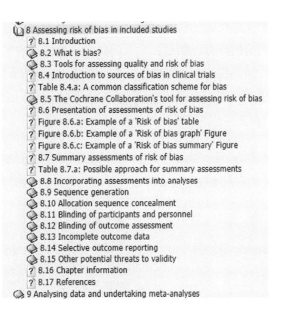

　　仔细读书的同时，理论联系实际，我们要回到临床试验中来，看看一个临床试验中我们可能出现的偏倚，以及偏倚该怎么样预防，也就是找到了如何评价的关键。

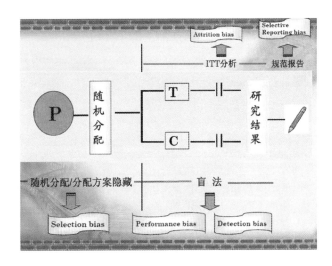

在一个随机对照的临床试验的实施过程中，陷阱多多，从开始到过程，好多的地方都可能会出现偏倚，一不留神，就歪了。

从试验一开始的入组，就有可能会产生选择性偏倚，关键要看随机做得好不好，分配隐藏做得好不好？

对于实施过程，可能会产生实施偏倚，以及测量结果时的测量偏倚，关键要看盲法做的怎样？

临床试验进行中，难免有脱落的病例，尤其是随访时间较长的临床试验。那么，如何管理和统计脱落病例，还能不能一起愉快地玩耍，就要看减员偏倚大不大，组间失访病例数量是否平衡、原因是否相似，评价是否采用了相关方法来处理缺失数据，比如临床试验中的意向性分析（ITT 分析）等。

试验好不容易做完了，报告写不写？结果不好，我们不要报告不利结局指标，行不行？想要发现是否存在选择性的报告偏倚，可以查看我们的临床试验的计划书或者临床试验的注册信息。

每一个坑，都要跳过去，才能到达彼岸。是否经得起六大门派的检验，就要看张无忌的功力如何？九阳真经修炼得怎样啦！

当然，张无忌最终通过了检验。那么您手头的这篇研究，能否经得起循证"六大门派"的检验呢？

张无忌最难通过的应该是武当派的检验，那么，临床试验检验的武当派——随机是如何评价的呢？且听下回分解。

点评

系统评价和 Meta 分析中对所有纳入的研究进行偏倚风险评估或方法学质量评价是识别单个研究方法学局限性的一个非常重要的步骤，是其制作过程中非常关键的环节之一。一个系统评价可以没有 Meta 分析，但不可缺少风险评估 / 方法学质量评价。

"偏倚风险（risk of bias，ROB）"是 Cochrane 协作网于 2008 年 3 月在 Cochrane Handbook 5.0 推荐的术语，用于替代之前 Cochrane Handbook 4.0 使用的术语"方法学质量"。术语"偏倚（bias）"是一个随机误差或对真实研究结果的偏离。风险偏倚评估是直接评估纳入研究的结果被相信的程度。

本文以通俗易懂的语言，阐述了针对平行随机对照试验采用的 ROB 工具的来源和内容。ROB 工具较为全面地评估了随机对照试验中可能出现的选择性偏倚、实施偏倚、测量偏倚、减员偏倚、选择性报告偏倚和其他偏倚来源。它也是当前被推荐用于系统评价/Meta 分析中评估纳入随机对照试验偏倚风险的工具。

最后需要注意的是，不同的纳入研究类型的偏倚风险/方法学质量评估工具有所不同，且评估工具自身也在发展，系统评价员应选择恰当的工具，认真的评估，并做到与时俱进！

点评专家简介

刘雅莉，博士，副教授，硕士生导师。主要研究方向为医学研究报告规范、循证中医药、系统评价方法学。2012 年毕业于兰州大学获得博士学位。曾主持国家自然科学基金青年科学基金 1 项，参与国家自然科学基金青年科学基金 2 项、面上基金 1 项。近五年发表学术论文二十余篇。参编《循证医学》《循证医学基础》《医学研究报告规范解读》和《系统评价指导手册》等著作。

3

循证评价的武当派——
随机怎样评价

武术都是源自少林和武当，而评价最重要、最基础的就是如何鉴别与评价"随机"。如何落实文献中叙及的随机方法及盲法是否真正做到，这一点对于一个研究的评价至关重要。这是张无忌遇到的第一关，也是最重要的一关。

其实评价"随机"的方法很简单——**包括电话询问、E-mail联系及当面请教**。但真正做到却并不容易。经过初步筛选后，选取觉得有用的文章。其中，初筛的目的就是单从题目就可以判定可以筛掉的文章。

▪ 首先从各个数据库下载相关研究全文，只要有"随机"二字，包括"随机分为两组""随机抽样分为两组"等。

▪ 其次，将作者姓名、文章名、发表信息填入先设计的表中；接着，打电话询问。

第一步，将文中涉及到的地方进行统计，查到各个地区的区号，如区号不明，则查当地省会或首府的 114 以确定。例如，灵山县的区号，可根据省份，查南宁 114 得 0777，或者通过网络查询。

第二步，用当地 114 查作者，主要是第一作者所在单位的电话，如文中表明具体二级单位、科室可直接询问；若无，则要求得到总机或办公室电话、对外电话等。

第三步，根据各地 114 提供的电话，查找单位并首先寻找第一作者，若一时难以找到，则顺延找第二、第三作者，尽量找到相关人员。

第四步，无论是谁最终负责接听电话，都要尽量详细询问以下几个问题：

引入→某老师，您好，打扰一下，我是一名学生或者医生研究者，在作一篇消化疾病方面的系统评价，检索到您发表于某年某杂志上的一篇文章，方便的话，现在有个问题想请教您。请问您采用什么方法做的随机？（可提示，如：是不是按就诊顺序单双号分组？或抽签？几根签？等等），注意听，是否提到：简单随机，随机数字表，Excel 生成，利用 SAS 程序，还要根据她 / 他的语气来判断。

请问您做这个课题有没有药厂或政府来源的经费支持。这时需立即判断是否为真正的随机对照试验，如果确定是随机对照试验，则进一步问其随机序列隐藏没有？用什么方法隐藏？在研究过程中，病人、医生，研究者知道不知道，病人可否选择在哪一个组？

评价结局指标时，是否采用盲法？

判断作者对正确的随机方法是否真正了解或不了解，即作者如果采用了错误的随机方法，则需要判断是明知故犯还是真不懂造成的错误，将你的判断记录在表中（明知故犯者填入"知道错"，真不懂者则为"真不懂"）。

通话最后真诚表示感谢；整理思路，尽快记录在原始资料上。

一开始，我觉得用这个方法，人家会理我吗？直到有一天，从微博和微信的经营方式上，才让我明白了一件事情，人类最怕的就是孤独。仔细想想，如果你自己的研究，发表之后，有一个千里之外的美女或帅哥说，关注到了你的研究，想和你聊聊，你是什么感觉？

就像自己的微博和微信，希望别人转发关注一样，学术是需要传播和交流的。当然，这样同样是一个验证，那就是，这篇文章确实是你自己写的，也是一个真实性的验证。有人因为发表的文章和你联系，也很可能引用你的文章。

分享一下，我打电话以及其他方式的求证记录，和这些专家作者聊天，双方都有收获，这也是文章发表后应有的学术探讨。

只要你想，方法总比困难多。

第一次打电话

时间：2005 年 4 月 13 日星期三 9：00 a.m. ~ 4：30 p.m.（中午 11：30 ~ 14：30 休息）

共拨打电话将近二百个，涉及二十余个省、自治区、直辖市，三十多个具体地点。感受了各个地方 114 的不同与特点。

平均找一个人一般要打三次电话，彻底找到某篇文章相关人员没超过十个，大多数文章作者热情而耐心，但多数的随机方法不明或含糊其词。

需要进一步作第二次电话联系，再作综合分析。

第二次打电话

时间：2005 年 4 月 14 日星期四 8：50 a.m. ~ 10：30 p.m.

共拨打电话将近一百个，这次前几个比较顺利，尤其是第一个和第二个都接了。还打通了昨天没接通的几个电话。

大部分老师都热情，许多盲法做的不错，但总试图用盲法来掩盖随机的问题。还要进一步了解情况，还有五篇文献来自华西医院，当时我正好在华西进修，可以直接去请教一下心理卫生研究所的作者。

与作者当面请教

时间：2005 年 6 月 9 日星期四上午华西心理卫生研究所

经过多次联系，找到了关于参附脱毒胶囊、灵益胶囊治疗阿片类物质依赖的 RCT 试验报告作者李静副教授，当面请教了关于文中的随机、分配隐藏、盲法等方面的问题，李老师做了热情而详尽的回答。

与作者通过 E-mail 请教

通过与《中国药物依赖性杂志》编辑部安老师联系，得到了相关论文作者刘闯老师的 E-mail，关于文中的问题向刘闯老师进行了请教，刘闯老师回信做了详尽的指导。

与杂志社及科研单位联系

7 月 13 日　拜访中国药物依赖性杂志社，得到部分作者的 E-mail。

7 月 16 日　拜访 307 医院（中国人民解放军军事医学科学院附属医院）戒毒门诊，追查参附脱毒胶囊的灰色文献。

9 月与《中国中西医结合杂志》段碧芳老师及《中医杂志》李春梅老师联系，得到了该杂志的几篇文献全文。

点评

当前期刊发表的很多临床（随机对照）试验未严格依据 CONSORT 声明报告研究，例如，作者只描述"随机分配"而未详细描述随机分配的具体方法，给系统评价员鉴别是否是真正的随机对照试验、评估"随机序列产生"的工作带来了很大困难。这种情况下，如何准确判断研究对象是否是真正的"随机分配"呢？

在当前发表的系统评价中，对于作者未详细报告随机分配方法的原始研究，很多系统评价员将其列为纳入研究，依据偏倚风险（risk of bias，ROB）工具评价"随机序列产生"这一项为"不清楚"，这样很容易将"伪随机"临床试验当作"真随机"对照试验纳入系统评价中。本文作者给我们展示了一种严谨、科学的方法——进一步联系作者核实信息，并详细描述了"三大法宝"：通过电话询问、E-mail 联系及当面请教研究作者鉴别"真随机"和进一步评价"随机序列产生"是否充分、正确。

吴泰相教授研究团队调查了 1994 年 1 月至 2005 年 6 月被 CNKI 收录的 20 种常见疾病的临床试验，评价原文报告为"随机"分配、但未描述随机具体方法的研究中，仅 6.8%（207/2235）被核实为真正的 RCT。近十余年，我国发表的 RCT 的方法学质量和报告质量有了很大提高，但仍远非"完美"，因此本文的"三大法宝"仍有用武之地！

点评专家简介

刘雅莉，博士，副教授，硕士生导师。主要研究方向为医学研究报告规范、循证中医药、系统评价方法学。2012 年毕业于兰州大学获得博士学位。曾主持国家自然科学基金青年科学基金 1 项，参与国家自然科学基金青年科学基金青年基金 2 项、面上基金 1 项。近五年发表学术论文二十余篇。参编《循证医学》《循证医学基础》《医学研究报告规范解读》和《系统评价指导手册》等著作。

4

系统评价的偏倚风险评估

胡　晶

系统评价，尤其是随机对照试验（randomized controlled trial，RCT）的高质量的系统评价，长期以来被认为是干预措施研究证据金字塔的塔尖——即最高等级证据。近年来，国内临床医生发表的系统评价数量增长迅速。临床医生除了自己制作系统评价，也需要使用系统评价的证据制作临床指南或指导临床实践。但是如果在系统评价的设计阶段和制作阶段存在缺陷，会产生偏倚，进而影响结果的真实性和可靠性。系统评价制作过程的所有阶段都有可能产生偏倚，用户在解释系统评价的结果和结论时需要考虑这些潜在的偏倚。因此，临床医生需要利用评估工具对系统评价的偏倚风险进行评价，以便筛选出高质量的系统评价进行使用。

目前已经有许多工具评估系统评价的方法学质量，主要包括多个研究证据的质量评价 OQAQ（the overview quality assessment questionnaire）量表和 Meta 分析方法学质量评价工具 AMSTAR（a measurement tool to assess systematic reviews）。AMSTAR 工具于 2007 年发布，是目前最广泛使用的工具之一，其主要用于评价基于 RCT 制定的系统评价，在非 RCT 系统评价中的应用有限；因此，2017 年该工具又更新为 AMSTAR 2，基于 RCT 或非 RCT 的系统评价均可以应用，共包括 16 个条目。

评估系统评价偏倚风险的 ROBIS（risk of bias in systematic

review）工具于 2014 年制定，它针对系统评价的偏倚风险，不仅用于评估包括干预性、诊断性、病因性、预后性等多种系统评价制作过程和结果解释过程中的偏倚风险，还用于评价系统评价问题与其使用者要解决的实践问题的相关性。完整的 ROBIS 工具和使用指导可以从 ROBIS 网站（www.robis-tool.info）获取。

应用 ROBIS 工具对系统评价进行评价的过程包括三个阶段：

（1）阶段 1：评估相关性（根据情况选择）：旨在评估目标问题与系统评价中拟解决问题的吻合度。评价者在制作系统评价再评价或临床实践指南时，首先需要确定想要解决的问题，即目标问题。如果在 PICO 或类似的问题分类框架中有一个或多个分类条目不匹配，则阶段 1 相关性评估应该判定为"否"。如果仅评估系统评价的偏倚风险，而没有目标问题，那么可跳过该阶段（即根据情况选择）。

（2）阶段 2：确定系统评价制定过程中的偏倚风险程度：主要确定系统评价制作过程中可能产生的偏倚，涉及制作系统评价的 4 个领域 21 个信号问题：①研究的纳入标准；②研究的检索和筛选；③数据提取和质量评价；④数据整合和结果呈现。每一领域包括三部分内容：从系统评价中寻找支持偏倚风险程度判断的信息、回答信号问题、判断偏倚风险程度。信号问题的回答有"是 / 可能是 / 可能否 / 否 / 无信息"5 种，根据此，每个领域的偏倚风险程度被判断为"低 / 高 / 不确定"。如果一个领域内所有信号问题的回答都是"是"或者"可能是"，则偏倚风险程度被判断为"低"；如果一个领域内有任何信号问题的回答是"否"或者"可能否"，则存在潜在的偏倚风险。

（3）阶段 3：判断系统评价的整体偏倚风险。包括 3 个信号问题，是判断系统评价整体的偏倚风险，与阶段 2 各领域的结构相同，包括信号问题和支持偏倚风险程度判断的信息，但是判断的是整体的偏倚风险程度。

ROBIS 是第一个专门用于评价系统评价制定过程中偏倚风险的工具，在这方面，它与 AMSTAR 2 工具不同，AMSTAR 2 工具是评价系统评价的方法学质量，可用于评价基于 RCT 或非 RCT 的系统评价，针对的是干预性系统评价。ROBIS 可应用于不同研究类型的系统评价（包括干预性、病因性、诊断试验和预后性系统评价）。

不可避免的，ROBIS 和 AMSTAR 2 有些条目是重复的，例如检索时是否制定了全面的检索策略、筛选研究和提取数据时是否尽可能地减少误差、是否采用恰当的标准来正规地评价纳入研究的偏倚风险、进行 Meta 分析时数据整合方法是否恰当、原始研究的偏倚是否在数据合成中进行了评价等。但两种工具在结构方面有两个主要的不同，ROBIS 工具阶段 2 中的"领域 1：研究的纳入标准"，对纳入标准设置了 5 个信号问题，评估系统评价的纳入标准是否预先确定以及是否清晰，另外还评价纳入标准是否符合系统评价的研究问题，因此评价时需要具备临床专业知识的人员参与，AMSTAR 2 工具在评价纳入标准时仅评价是否纳入了 PICO 的要素以及是否预先确定。AMSTAR 2 工具中有一个条目是评价研究者是否报告系统评价纳入原始研究的赞助来源，另外一个条目评价系统评价研究者是否报告了潜在的利益冲突，而 ROBIS 工具并没有关于利益冲突的条目。因此用两种工具进行评价的结果不一定一致。建议评价者同时采用 AMSTAR 和 ROBIS 工具对系统评价的质量进行评价，互为补充。

视频 （请通过"约健康"APP 扫码观看，下载"约健康"APP 请参见文前第 5 页。）

九阳真经之从临床评价到试验设计的核心
（上）

九阳真经之从临床评价到试验设计的核心
（下）

5

系统评价的评价——
PRISMA 声明清单简介

赵国桢　李雨薇　金佳欣　李　博

近年来，随着系统评价的不断发展和普及，每年发表的系统评价的数量越来越多，但大部分系统评价存在结构不完整、报告不充分、未突出其关键信息等问题。为了规范各类系统评价，系统评价和 Meta 分析优先报告的条目（preferred reporting items for systematic reviews and meta-analyses，PRISMA）对系统评价的规范化撰写和报告提供了帮助。目前，PRISMA 声明主要用于干预措施的系统评价，尤其是随机对照试验的 RCT，当然，PRISMA

也适用于但较少用于其他类型研究的系统评价，下面让我们一起学习这 27 条 PRISMA 声明清单的内容。

◆ **标题**

（1）明确本研究报告是系统综述、Meta 分析，还是两者兼有。

◆ **结构式摘要**

（2）提供结构式摘要包括背景、目的、资料来源、纳入研究的标准、研究对象和干预措施、研究评价和综合的方法、结果、局限性、结论和主要发现、系统综述的注册号。

◆ **引言**

（3）原理：介绍当前已知的研究理论基础。

（4）目的：通过对研究对象、干预措施、对照措施、结局指标和研究类型（participants，interventions，comparisons，outcomes，study design，PICOS）5 个方面为导向的问题提出所需要解决的清晰明确的研究问题。

◆ **方法**

（5）方案和注册：如果已有研究方案，则说明方案内容并给出可获得该方案的途径（如网址），并且提供现有的已注册的研究信息，包括注册号。

（6）纳入标准：将指定的研究特征（如 PICOS 和随访的期限）和报告的特征（如检索年限、语种和发表情况）作为纳入研究的标准，并给出合理的说明。

（7）信息来源：针对每次检索及最终检索的结果描述所有文献信息的来源（如资料库文献，与研究作者联系获取相应的文献）。

（8）检索：至少说明一个资料库的检索方法，包含所有的检索策略的使用，使得检索结果可以重现。

（9）研究筛选：说明纳入研究被选择的过程（包括初筛、合格性鉴定及纳入系统综述等步骤，据实还可包括纳入 Meta 分析的过程）。

（10）资料提取过程：描述资料提取的方法（例如预提取表格、独立提取、重复提取）以及任何向报告作者获取或确认资料。

（11）资料类型：列出并说明所有资料相关的条目（如 PICOS 和资金来源），以及作出的任何推断和简化形式。

（12）单个研究的偏倚：描述用于评价单个研究偏倚的方法（包括该方法是否用于研究层面或结局层面），以及在资料综合中该信息如何被利用。

（13）合成方法：说明主要的综合结局指标，如危险度比值（risk ratio）、均值差（difference in means）。

（14）合成结果：描述结果综合的方法，如果进行了 Meta 分析，则说明异质性检验的方法。

（15）研究间的偏倚：详细评估可能影响数据综合结果的可能存在的偏倚（如发表偏倚和研究中的选择性报告偏倚）。

（16）补充分析：对研究中其他的分析方法进行描述（如敏感性分析或亚组分析，Meta 回归分析），并说明哪些分析是预先制定的。

◆ **结果**

（17）研究筛选：报告初筛的文献数，评价符合纳入标准的文献数以及最终纳入研究的文献数，同时给出每一步排除文献的原因，最好提供流程图。

（18）研究特征：说明每一个被提取资料的文献的特征（如样本含量、PICOS 和随访时间）并提供引文出处。

（19）研究内的偏倚：说明每个研究中可能存在偏倚的相关

数据，如果条件允许，还需要说明结局层面的评估（见条目 12）。

（20）每个研究的结果：针对所有结局指标（有效性或有害性），说明每个研究的各干预组结果的简单合并（a）'以及综合效应值及其可信区间（b）'，最好以森林图形式报告。

（21）合成结果：说明每个 Meta 分析的结果，包括可信区间和异质性检验的结果。

（22）研究间的偏倚：说明研究间可能存在偏倚的评价结果（见条目 15）。

（23）补充分析：如果有，给出其他分析的结果（如敏感性分析或亚组分析，Meta- 回归分析，见条目 16）。

◆讨论

（24）总结证据：总结研究的主要发现，包括每一个主要结局的证据强度；分析它们与主要利益集团的关联性（如保疗保健的提供者、使用者及政策决策者）。

（25）不足：探讨研究层面和结局层面的局限性（如偏倚的风险），以及系统综述的局限性（如检索不全面，报告偏倚等）。

（26）结论：给出对结果的概要性的解析，并提出对未来研究的提示。

◆资金来源

（27）资金来源：描述本系统综述的资金来源和其他支持（如提供资料）以及资助者在完成系统综述中所起的作用。

PRISMA 声明清单分别针对系统评价的标题、结构式摘要、前言、方法学、结果报告、讨论、资金支持七个方面提出建议，指导研究者规范地撰写和报告，从而为临床应用提供更加强有力的证据。愿各位同道能够一起学习，为制作出高质量的系统评价而努力。

第四章

循证合并之思

1

有一种爱叫作放弃

我想说，不重视研究质量的任何 Meta 分析都是"耍流氓"。想做系统评价、从事循证医学，就要爱它。那么，什么是喜欢？什么是爱？我想用一朵花就可以说明一切，喜欢花的可能会摘下来把它戴在头上，而真正爱花的，会给它施肥、浇水，帮助它生长。

如果喜欢循证，迫切想发表一篇系统评价文章，那么方法学能满足您的需要，然而，这篇研究对于实际的临床有什么意义呢？

循证中的浮夸风和伪循证越来越多。最近看到的很多 Meta 分析，动辄若干篇文章，进行了合并，并得出了所谓的结论，如某些干预措施很有效云云。

实际上，很多研究是不应该进入 Meta 分析的，而且还勉强进行了合并。就如同苹果和橘子合并只能做沙拉，而不再是原本的东西，垃圾和垃圾合并也永远是垃圾，不会是金子。（注意：如果你能辨别什么是金子，什么是垃圾，并且有理由地指出，即使没有纳入研究进行 Meta 分析，只是进行定性的系统评价，你的文章，也是金子，同样会是被 6 分多 SCI 收录的 2 区文章。）

我们来看一下做系统评价的过程。

研究的文章在进入 Meta 分析之前，会有三个关口。

第一关：文章代表的研究质量，核心在于研究的质量，并非文章的质量，文章讲得天花乱坠没有用，我们关注的是研究的质量。朴实的文章就可以把研究表达得很好。这是强调千万次，千万次的呼唤。评价质量很关键。

第二关：文章代表的研究类型。目前来看，干预的研究，仍然是 RCT（随机对照试验）最为恰当。

不是所有的研究和疾病类型，都可以使用系统评价或者 Meta 分析的方法，就像一种药再好也不会通治百病。循证光环照耀着每一个人，但平静的循证要求，宁缺毋滥，宁可不做，也比一个错误的合并更好。

第三关：数据的类型。只能是二分类变量和正态分布的连续性变量。

非正态分布的数据，如何能变成正态分布、使用标准差表示呢？强扭的瓜不甜，不是所有的研究数据类型都可以用来做 Meta 分析，Meta 分析要求的数据比较苛刻和死板。

如果这三关过不了，就不要进入 Meta 分析，做定性的系统评价就可以了。

这里需要注意的有三点：

首先，循证并不否认其他研究类型的重要性，Cochrane 协作网的方法学组也一直试图找到其他研究类型的 Meta 分析，但是，目前为止，拥有全世界各个专业的专家协作的 Cochrane 还没有更好的办法。

其次，不是所有的临床实践都适合用 RCT 进行研究，我想对此每个临床研究者已经很清楚了。

另外，循证没有说 RCT 的质量就一定会比其他研究的质量更高，最新的 GREAD 评级，更客观地展现临床各种研究的动态平衡和合理的推荐等级变更。也许队列研究的 outcomes 更重要，更有说服力。

最后，药物没有好坏，对症才是好药，方法也没有好坏，合适才是更好的论证。就像两个人结婚，不是越漂亮就会越适合过日子的，彼此合适才好。如果不适合做系统评价，那么结论就会误导医生和患者。循证只是一个很低调的客观展现和决策分析的过程。

确实没有适合的合并，宁可放弃，也要维护真爱，随缘，更是一种境界。

点评

李博教授的此文"有一种爱叫做放弃"，巧思缜密、深邃入理，在诙谐有趣之余，劝慰我们对 Meta 合并的使用应该拿捏有度。循证医学概念的提出确是幸事，能够时刻提醒我们在守护健康的实践中努力循证、不虚此行；Meta 分析方法的广泛应用又助循证一臂之力，让我们在合并数值的路上有"技"可循。然而就像李博教授所言"循证浮夸风和伪循证越来越多"，循证结果的发表本该是对规律"真爱般的追寻"，却被少部分人用来"为自己沽名"。李博老师写此文警示我们，要在恰当的时候进行数据合并，不能为了多发表文章而去勉强合并数据。这也正指出了目前循证方法学推广中的不足之处，目前的推广更倾向于渲染"乘时乘势，指日成功"，而似乎忘了告诉大家"勤徇大义，不为沽名"。

点评专家简介

陶立元，博士，工作于北京大学第三医院临床流行病学研究中心。主要从事临床研究的方法学的教学与探索工作，内容涉及临床研究设计、研究过程中的数据管理、研究数据的统计分析和临床研究论文撰写等方面。参与北京大学医学部《临床流行病学与循证医学》和《临床科研课题设计与实施》等研究课程教学工作，目前共参与发表中英文论文 50 余篇左右。

2

能不能合并在一起，
要看临床同质性

所谓同质性，包括临床同质性、方法学同质性和统计学同质性。

咱们平时说的可以测算的，是统计学同质性，由于可以计算，大家通常觉得最重要。但实际不然，对于三大同质性来说，临床同质性才应该是第一位的。

解读 Meta 分析森林图和诊疗疾病有着异曲同工之妙。二者的共同点都是为临床服务的。

经典 Meta 分析最核心的表现形式是森林图，根据临床数据作出的森林图，形态各异。一棵棵"树"最终形成了一颗"钻石"。等效线就是标杆，一条条穿越或不穿越标杆的线，就在那里，简单而明确的表示着评价指标的状态。

在满足临床同质性和方法学同质性的情况下，我们就可以通过直观的图，来大概看一下统计学同质性。

临床同质性是什么呢？

临床同质性，顾名思义，就是从临床角度来看，这几个研究一样不一样。何谓一样，简单而言，就是同一个干预措施，治疗同一个疾病，专业一点，就是 PICOS 一样。

什么是 PICOS？

P：问题的对象（patient or population，即患者或人群）

I：干预措施（intervention，如诊断治疗方法）

C：其他备选措施（comparison，即比较因素）

O：结果（outcome，即干预措施的诊疗效果）

S：研究设计（study degsin，即是研究设计类型）

具体而言，例如 I（诊疗方法）：临床治疗反流性食管炎，使用 PPI 质子泵抑制剂，有的研究使用 20mg 雷贝拉唑，有的研究使用 40mg 泮托拉唑，还有 10mg 以及 30mg 的。那么对于这一点，是否可以合并 20mg 和 30mg 剂量组。就要根据消化专业来判断了。

如果对于反流性食管炎的某种程度，20mg 和 30mg 在实际药效学、药代动力学以及临床效果上没有太大差别，专业可以认可，那么，我们临床方法学可以认为，在 I 上，我们符合临床同质性，这两个研究可以合并。

以此类推，在这几个方面均一致，则我们可以认为符合临床同质性，再来考虑方法学同质性和统计学同质性。

方法学同质性主要是从随机对照试验和队列研究等研究类型，实施过程的盲法以及分配隐藏的一致性方面考虑。

让循证简单起来，统计学同质性，我们扫一眼森林图就看得出来。几棵"树"重合的怎么样？是否对的齐整。具体的我们要看 Revman 的检验了，但是就像是临床诊疗一样，在没做检验之前，通过症状和体征，我们应该有自己的判断，诊疗看的是人，不是看化验单，Meta 分析看的是临床试验，不是数据的堆砌。

临床需要具体问题具体分析，对患者了解的越深入，诊断也会越准确；Meta 分析也一样，只有对原始研究吃透，才能在森林图中游刃有余地解释分析，为何区间没有重叠，样本量是多少，临床试验的地域性如何，影响试验结果的条件有哪些？真的是如同分析患者的病情一样，没有和临床试验的良好沟通，是不可能做出一个好的 Meta 分析的。

做 Meta 分析如同诊疗疾病，面诊为宜，一个良好的沟通，才能充分了解病情，才能深入的知道，做出针对性强，准确性高的分析。

医生患者坐下来仔细沟通，根据不同的情况进行分析，才是一次高效负责认真的诊疗。专业人士和方法学人士好好坐下来协商，共同阅读原始文献，并针对森林图仔细分析，才是一篇好的 Meta 分析。

点评

初做 Meta 分析的同道在对原始研究效应做合并之前都容易"犯怵"，到底哪些研究可以合并在一起，哪些研究不行呢？这里涉及研究同质性的问题。这个问题说难不难，说简单也很不简单。如何评价同质性？什么时候我们就能有足够的底气说某几个研究是同质的，合并这些效应就一定"没毛病"。这还真是考验我们对研究的认识和科研的经验。这篇文章告诉我们，同质性要从三个维度来考量：临床同质性、方法学同质性和统计学同质性；同时也举例说明考察这三个维度同质性的办法。看过这篇文章大家一定会对同质性有更深入的认识和把握，做 Meta 分析的时候会更有章可循。相信那些说循证医学是 garbage in, garbage out 的人也会对 Meta 分析的严谨性和科学性有新的认识。

点评专家简介

　　曾琳，助理研究员，长期在临床医生堆里打滚的所谓方法学专家，对于植根临床实践，能解决临床诊疗中实际问题的临床研究情有独钟。虽然和临床专家一起做过大研究、写过大文章，但依然深深地认识到自己的不足，同时深深地认识到我们临床研究方法普及推广的不足。因此在和临床研究者合作的过程中持续地磨炼自己，也不停思考临床研究方法问题，同时致力于方法学培训的一枚小青椒。

3

如何用 RevMan
制作森林图傻瓜教程

李　博　赵国桢

　　制作系统评价，除了要对文献进行全面检索、质量评价外，还要对数据进行定量合成，也就是 Meta 分析。在这一过程中，我们往往需要将数据及运算结果制作成森林图。因此，森林图的制作在整个系统评价中有着十分重要的地位。那么，如何制作一个标准的森林图呢？

（1）首先，需要在电脑上安装"Review Manager"软件。Review Manager（简称 RevMan）是国际 Cochrane 协作网为系统评价工作者免费提供的专用软件。下载网址：http://community.cochrane.org/tools/review-production-tools/revman-5/revman-5-download。

Step 1: Download the installation file

Download the file that matches your operating system:

Windows	Linux	Mac OS X
Download 32 bit version - will work on all Windows machines Download 64 bit version - will **only** work on 64 bit Windows machines	Download	Download Java 8 version for OS X 10.13 (High Sierra) and higher with bundled Java 8 Download Java 7 version for OS X 10.7.2 (Lion) and higher with bundled Java 7 *** Download Java 6 version for OS X 10.5 (Leopard) on Intel CPU or 10.6 (Snow Leopard)

*** Note: We have discovered some issues running RevMan under Java 7. Before installing this version, we recommend first downloading the legacy Java 6 runtime ⬀ on your Mac and try the RevMan version for Java 6.

（2）新建系统评价。安装好之后，我们打开 RevMan。在【File】菜单栏中点击【New】新建评价，弹出向导。

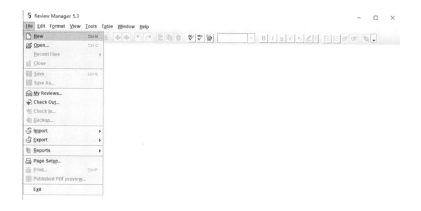

点击【Next】下一步，之后我们会看到这样一个界面。

- 干预实验的系统评价
- 测试诊断精确度的系统评价
- 方法学的系统评价
- 系统评价的再评价

我们可以看到其中有四项，我们一般研究的是两种干预措施之间的比较，因此选择第一个【Interventionreview】，点击【Next】。

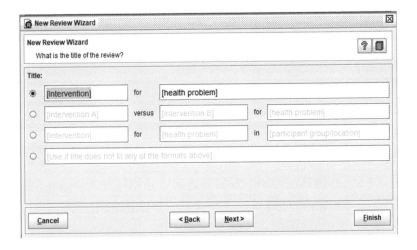

为系统评价命名，大家可以根据需要在 4 种格式中选择。我们选择第一种，输入我们的题目【Conventional treatment plus Xuebijing injection】for【sepsis】，点击下一步。

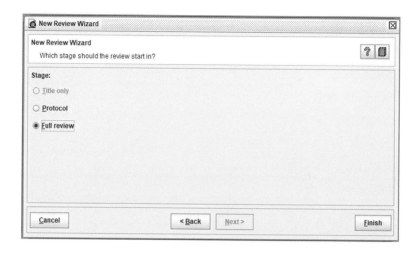

  Cochrane 要求作者先递交方案再开始研究，即【Protocol】。但我们只做森林图，不需要递交方案，因此选择【Fullreview】，点击 Finish。我们可以看到这样的一个工作窗口。

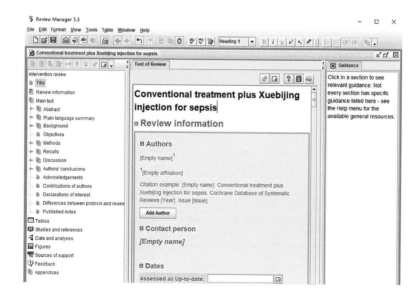

（3）输入文献信息。我们需要将纳入文献的 ID 输入到软件中。在左侧的菜单栏中，点开【Studies and references】，打开【References to studies】，右键点击【Included Studies】，选择【Add Study】。

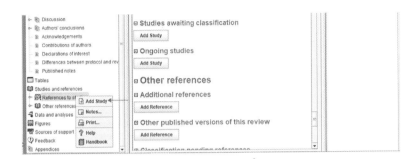

在弹出的窗口中，我们输入研究的 ID，通常用"作者姓氏 + 年份"来表示，如：【Zhao 2017】。点击【Next】。

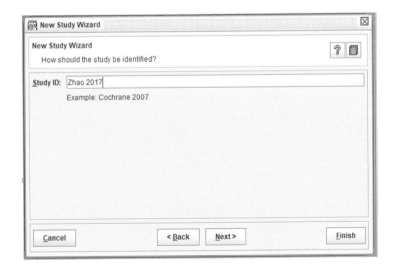

直接点击【Next】。

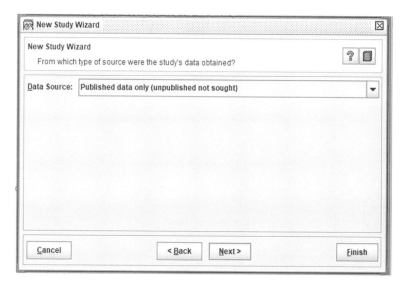

填写文件类型及年份。直接点击【Next】。

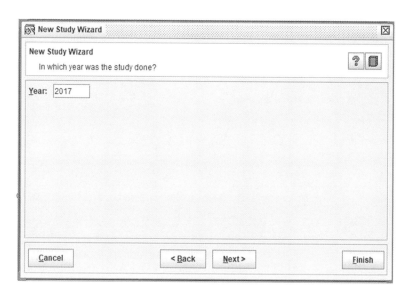

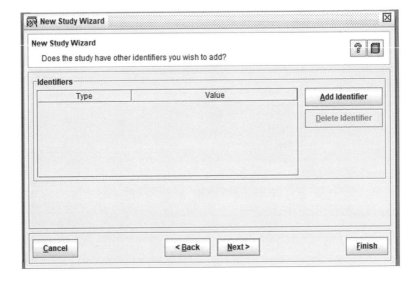

点击【Next】，直至弹出以下界面。

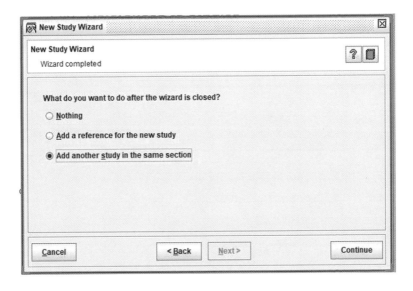

若还需要继续添加新的纳入文献，选择【Add another study

in the same section】；若已添加完文献，则选择【Nothing】。我们为了方便接下来的操作说明，继续添加 ID 为【Li 2015】【Liao 2014】【Wu 2013】的三篇文献。至此，我们共输入了 4 篇纳入文献。输入后菜单栏会变成这样。

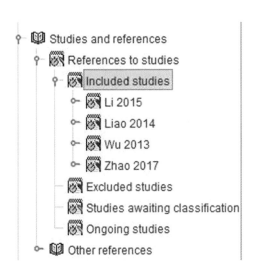

（4）建立对比及结局指标。首先创建一个新的对比。右键点击菜单栏中【Data and analyses】，选择【Add Comparison】。

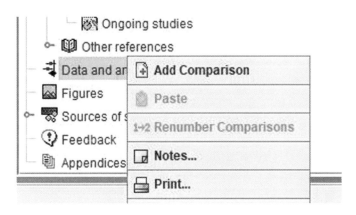

输入对比的名称，例如【Conventional treatment plus Xuebijing injection vs. Conventional treatment】，点击【Next】。

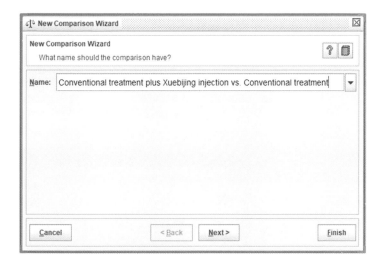

选择【Nothing】，点击【Finish】。

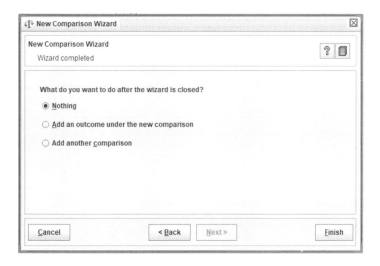

添加比较之后，我们可以发现【data and analysis】的菜单栏已经可以展开。我们将其展开，看到了我们添加的第一个比较。右键点击我们添加的比较，选【Add Outcome】添加结局指标。

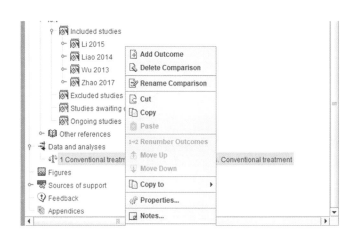

选择结局指标种类。

- 二分类变量
- 连续变量
- 生存资料 QE 数据
- 倒方差模型，已知效应量及效应量的标准误

我们常用二分类变量和连续变量，在此，我们以二分类变量为例。选择【Dichotomous】，点击【Next】。

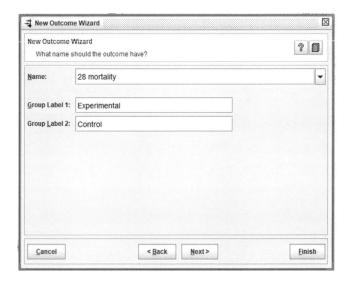

我们结局指标选用 28 天病死率，在窗口输入结局指标名称
【28 mortality】，点击【Next】。

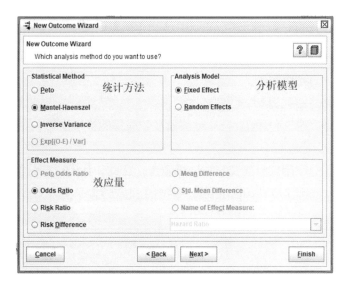

选择分析方法，包括统计方法、分析模型及效应量。我们按照如图所示进行选择，之后点击【Next】。

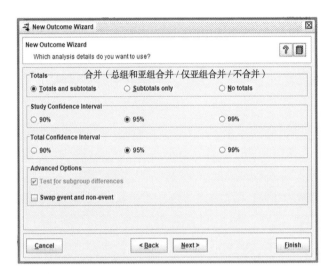

选择分析细节。我们仍按照如图所示进行选择，之后点击【Next】。

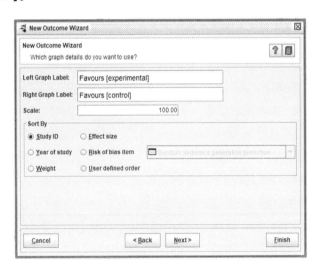

可以填写新的结局指标。点击【Finish】。

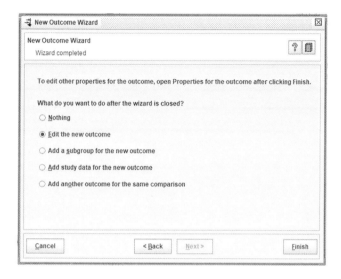

（5）设立亚组

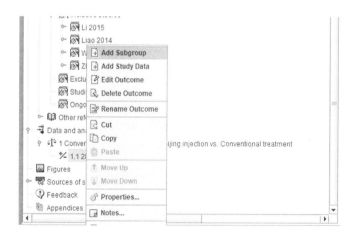

这时，已经可以看到菜单栏中我们设立的第一个对比里有了刚添加上的结局指标。我们可以右键点击结局指标，设立亚组【Add Subgroup】。若不需要设立亚组，则直接点击【Add Study Data】添加符合的文献。

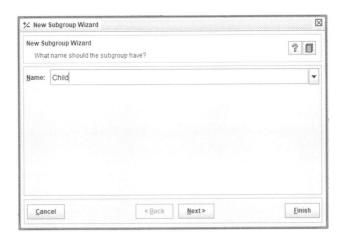

为亚组命名，设置两个亚组，分别命名为【Child】和【Old man】。

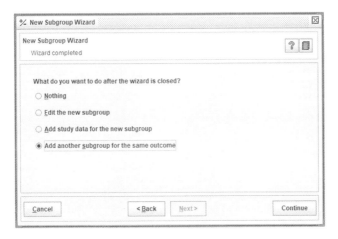

添加第二个亚组。这时，在第一个结局指标下，我们可以看到两个亚组。

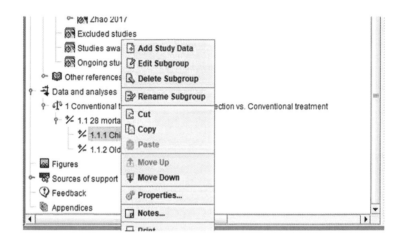

（6）添加研究数据。首先增加亚组内的文献。右键点击第一个亚组，选择【Add Study Data】。

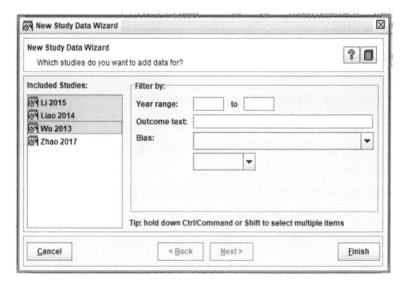

在这一步，我们需要将纳入亚组的文献添加到亚组中。按住"Ctrl"键，选择多个纳入的文献。例如前三篇，然后点击【Finish】。

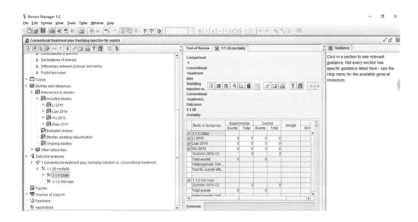

我们可以看到我们刚选择的3篇文献出现在第一个亚组中。我们仍然在菜单栏中右键点击第二个亚组，选择【Add Study Data】。添加纳入第二组的文献，例如第二篇和第四篇。单击【Finish】。

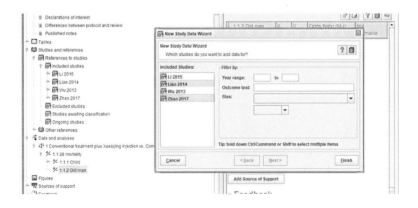

　　两个亚组的文献已经添加好。这时，我们看到，表格中浅色的框是可以更改数值的，目前显示的都是"0"，等待我们填入数据。双击浅色的框，录入数据。

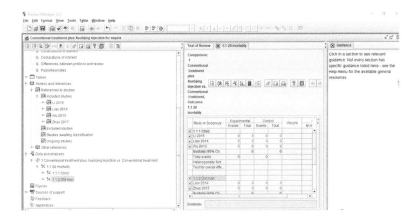

　　（7）生成森林图。数据录好后，我们可以看到在表格的右侧自动生成了我们想要的森林图。

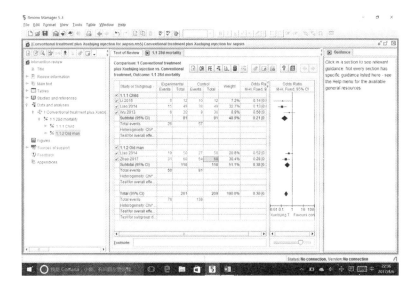

现在点击图中按钮，生成最终的完成图。

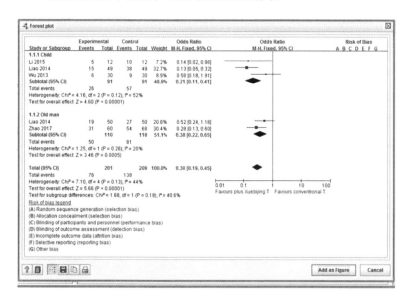

一张森林图就这么做好了！

　　"工欲善其事，必先利其器"，掌握一些基本的操作技能对做好一篇系统综述与 Meta 分析是必需的，而制作一张清晰明了、美观直接的森林图便是其中必备技能之一。然而对多数初学者来说，往往会望森林图兴叹，不知如何下手才能绘制出这样一张规范、高大上的图表，很可能因惧怕将面临的困难和挑战而止步不前。李博教授和赵国祯是国内较早接受并传播循证医学理念的先行者，多年来一直孜孜不倦地做着传播循证医学理念与方法的工作。他们自己也曾和大多数初学者一样一路走来，因此深谙大家的苦恼与诉求，在本篇中，李博教授和赵国祯可谓慷慨解囊，将自己多年的经验和实践心得加以分享，深入浅出、言简意赅地将 Meta 分析的 RevMan 软件实现过程一步步剖析讲解，并结合典型案例的实操说明，使森林图的制作过程一目了然，就像揭开了一层神秘的面纱，让森林图的制作变得可亲而可行。

点评专家简介

孟玲慧，流行病与卫生统计学博士，研究员，主任医师，硕士研究生导师。中华预防医学会儿童保健分会委员，中国医师协会循证医学分会循证儿科学组成员。就职于首都儿科研究所科技处循证医学中心，主要研究方向为代谢性心血管疾病的流行病学与循证医学。承担及参与了国家"十二五"项目、国家自然科学基金、北京市科委重大专项、北京市自然科学基金等科研项目二十余项。北京市卫生系统高层次人才流行病学学科骨干。以第一作者及通讯作者发表 SCI 论文及核心期刊论文三十余篇。

视频（请通过"约健康"APP 扫码观看，下载"约健康"APP 请参见文前第 5 页。）

  RevMan 软件介绍及实战演示之凌波微步

实现临床科研一统江湖的利器 STATA
（上）

实现临床科研一统江湖的利器 STATA
（下）

第五章

循证临床研究

1

工欲善其事必先利其器——
循证临床研究的启航

工欲善其事必先利其器，没有规矩不成方圆，哪里有规矩？我们一站式检索。隆重推荐这个重要的网站：EQUATOR（http://www.equator-network.org/）。

要知道，目前循证医学和临床研究，各种纷繁复杂的内容都逐渐有了规范和标准，所以，无论你做何种研究，都应该从标准和规范入手。

加拿大麦克马斯特大学临床流行病学系的主任、兼任Cochrane方法学主席的Hoger教授、渥太华大学的Moher教授（Consort标准的制定者）以及JAMA的主编，都推荐了这个网站，因为这个网站基本涵盖了所有研究类型的规范。

当我们要开启一个临床研究，撰写一篇研究报告，发表一篇文章的时候，我们该从哪里入手呢？需要我们有一个参考的尺子，以及世界认可的规范。

从这个网页的最中间蓝色字体看到研究报告的主要研究类型。

第一个是随机对照试验报告规范，主要的报告规范就是Consort，什么是Consort，自己打开看看吧。

第二个是观察性研究的报告规范。

第三个是系统评价的报告规范。

第四个是病例报告的撰写规范。

根据这些内容，我们可以写出能发表的文章来。

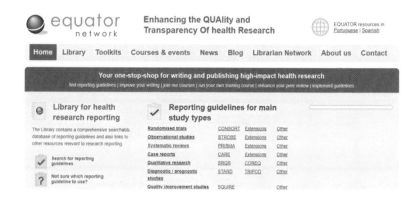

当然，也有很多其他的资源，也就是我们享受主菜的同时，也可以吃点餐后甜点。

（1）Canadian Centres for Health Evidence（http://www.cche.net）

加拿大的有关医疗卫生循证的网站。包含有生动实例如何实践循证医学及其他一些循证医学相关资源供访问者免费浏览。

（2）Duke University Medical Center Library Online Evidence Based Medicine（EBM）（http://www.mclibrary.duke.edu/subject/ebm?tab=contents）

美国杜克大学图书馆循证医学中心。包括提出问题、文献检索和评价证据等实践循证医学基本步骤；其"Internet Resources"（http://www.mclibrary.duke.edu/subject/ebm?tab=websites1）部分列出了包括 Cochrane Collaboration、ACP Journal Club、AHRQ、Bandolier 等 24 个循证医学主要网站介绍及链接，较为全面地介绍网上循证资源。

（3）Evidence-based Medicine Resource Center at The New

York Academy of Medicine Library（http://www.ebmny.org/resource.html）

纽约医学图书馆循证医学资源中心，内有学习及实践循证医学相关资料，同时提供部分期刊（如 ACP Journal Club、BMJ、JAMA 等）文献题录，还有包括 SumSearch、PubMed Clinical Queries 及 DARE 等数据库在内的链接地址。

（4）Centre for Evidence-Based Medicine（CEBM）（http://www.cebm.net 及 http://www.cebm.utoronto.ca）

学习循证医学的网站。可免费下载 EBM 学习资料等资源。

（5）University of Rochester Medical Center（http://www.urmc.rochester.edu）

美国 Rochester 大学医学中心，网站内有不少关于 EBM 的内容，还提供站外的大量高质量 EBM 信息及资源，且可以分类形式显示。

（6）兰州大学循证医学中心（http://ebm.lzu.edu.cn）

较为全面地收录有循证医学学习与实践各个方面的资料，包括有循证研究、循证实践、教学培训、学习园地、资料下载、学术讲座及会议信息等栏目。

点评

在临床研究中各类 CONSORT 声明以及规范可被视为"圣经"。如想发表高质量，符合国际规范的临床研究论文，必须遵从各类声明和规范的具体要求。作者先给我们提供了范本，使得论文撰写者了解一篇标准的研究类论文应该包括哪些内容以及如何描述这些内容，真的是一件"好武器"。其次，有效利用各种网络资源也是重要的途径之一，作者列出了循证医学的权威国内外网站，为初学者提供了丰富的循证医学的资源，可根据自己的问题有针对性地进行资源检索。

点评专家简介

　　李睿，中医学博士，博士后，副主任医师，硕士生导师，中国中医科学院西苑医院国家药物临床试验机构秘书，I 期临床研究负责人。主持和参与国家级、院级科研课题 9 项，发表 SCI 及其他学术论文 16 篇，作为主译翻译论著 1 部，参编著作 6 部。国家自然科学基金委评议人，《中国中西医结合杂志》（英文版）审稿人，《中药新药与临床药理》杂志外审专家，《中国社区医师杂志》编委，中国药理学会定量药理专业委员会青年委员。获得中国中医科学院科学技术奖二等奖 3 项，中华中医药学会科学技术奖二等奖 2 项。主要从事中药早期临床研究，包括中药耐受性、药代动力学研究、生物等效性试验研究，主张多学科交叉融合，基于中药多成分、多靶点的作用特点，开展中药入血成分与药效生物标志物的关联研究。

2

纳入标准就是"找对象"

我们的择偶标准来自于你的内心，如果你确定不了，只能说，你自己不知道你想要什么。确定纳入标准，需要根据你的研究目的来制定。

找对象是要看他的背景、身高、体重等综合因素，在纳入标准的情况下，最重要的核心就是 PICOS。

什么是 PICOS 呢？

- P —— participants（研究对象）
- I —— interventions（干预措施）
- C —— comparisons（对照）
- O —— outcomes（结局）
- S —— study designs（研究设计）

根据这个框架，我们给一篇文章找个"对象"。

我们看一篇文章。找对象之前应该仔细聊聊，所以，建议大家下载之后好好读一下这篇文章。

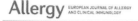 **Allergy** EUROPEAN JOURNAL OF ALLERGY AND CLINICAL IMMUNOLOGY EAACI

Original Article

The risk of asthma exacerbation after reducing inhaled corticosteroids: a systematic review and meta-analysis of randomized controlled trials

J. B. Hagan, S. A. Samant, G. W. Volcheck, J. T. Li, C. R. Hagan, P. J. Erwin, M. A. Rank ✉

First published: 26 February 2014 | https://doi.org/10.1111/all.12368 | Cited by: 13

Edited by: Michael Wechsler

Read the full text > 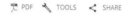 〒 PDF ✎ TOOLS ⟨ SHARE

制定 PICOS 需要根据研究的目的，我们来看一下这篇文章的研究目的。

■ The primary goal of this systematic review and meta-analysis is to evaluate the risk of asthma exacerbation after reducing ICS compared to maintaining a stable dose of ICS in individuals with stable asthma as measured in randomized controlled trials (RCTs)

■ 本系统评价与 Meta 分析的首要目的是基于 RCT 评价稳定期哮喘患者减量使用 ICS 与维持 ICS 剂量相比的哮喘恶化的风险

目的相当明确，根据这个目的，我们看一下制定这篇系统评价的纳入标准和排除标准。

We performed a search to identify RCTs with the study intervention of reducing or maintaining a stable dose of ICS. The search was assisted by an expert medical librarian (PJE). We included studies that had 4 or more weeks of a run-in period on a stable dose of ICS to ensure a minimum period of asthma stability while part of the trial. We included studies with a period of 3 or more months following randomization to allow a reasonable time period for an asthma exacerbation to occur, which was the primary outcome we considered in our analysis. Using a 3-month follow-up period is supported by findings from one of the included studies with longer follow periods demonstrating that the majority of exacerbation events occurred in the first 3 months. There were no age restrictions. We excluded studies when the ICS was reduced, but another asthma controller was started in its place (e.g., LABA or leukotriene receptor antagonist). We excluded studies when the ICS was stopped altogether rather than reduced, as this risk estimate has been previously reported.

纳入标准：

- P：进入哮喘稳定期至少 4 周的患者
- I：减量使用 ICS（reducing ICS）
- C：继续保持原有剂量（Continuing ICS）
- O：哮喘恶化率（主要结局）
  恶化相关事件（次要结局）
- S：RCTs，随访至少 3 个月

排除标准：

- 减量 ICS 的同时使用另一种药物（如 LABA 或白三烯受体拮抗剂）
- 完全停止使用 ICS

从目的到纳入标准和排除标准，需要丝丝入扣。

比较的是减量和不减量使用糖皮质激素对疾病恶化的影响，也就是说，我们有一个假说：处于稳定期的哮喘患者，我们可以减量使用 ICS，可能让患者受益，既减少药物用量，进而减少不良反应，还不会增加哮喘恶化的风险。

所以，每一个细节都告诉我们，文献的纳入标准要严格符合做系统评价的初心，并且要具体化。例如，"进入哮喘稳定期 4 周"等，是对文献纳入标准的具体要求。

确定一个好的 PICOS 至关重要，"找老婆是一辈子的幸福"，而 PICOS 决定了这个系统评价的方向和质量。

点评

做系统评价首先需要确定其目的，作者将其比作初心。当然，初心各有不同。比如想发 SCI，或是想解决临床决策上的某些模糊问题。不管是什么，这就好像找对象，先要确定择偶标准。否则，捡到篮子里的便是菜，估计找到满意对象的几率不高。同理，没有明确的文献纳入标准，发优质系统评价文章的初心也难以实现。作者对确定系统评价文献纳入标准重要性的比喻生动有趣，令人印象深刻。虽说现在有些人对离婚不太在意，但劳民伤财总是不争的事实。点灯熬油地写了一篇系统综述，却是垃圾，岂止是劳民伤财。

该文将 PICOS 作为确定系统评价文献纳入标准的模板，易学易用，延续了作者一贯的理念：如此简单的循证。普及循证方法才可提高临床决策质量。孜孜不倦于此，难能可贵。

点评专家简介

章红英，首都医科大学中医基础学系主任，教授，博士研究生导师，长期从事中医文献的评价与利用方法研究。现任世界中医联合会糖尿病专业委员会常务理事，中国中西医结合学会循证医学专业委员会委员等。

3

实例解读临床试验方案
研究病历的制订

中成药治疗功能性消化不良临床试验方案及研究病历设计范例与思路

近年来，治疗功能性消化不良的中成药陆续上市，对于其临床疗效的评价也有了更多的发展和认识。临床疗效评价方法的建立是中药研究的关键问题，本研究以某消化中成药为例从理论和实践两个方面探讨功能性消化不良临床试验方案和研究病历设计。

也就是说，有一些药物，已经经过国家批准上市，且大家都在使用。为何还要评价？

人类认识一个药物需要一个缓慢的过程，很多作用只有在不断实践中才能得到充分的认识。国内外都是这样进行的，要经过时间和实践的检验，才能全面了解药物，并且验证真理。

之前有一个著名的药物"反应停"，对于治疗妊娠呕吐，大家都觉得效果很赞。但是，经过多年的临床，证明了其不良反应与海豹儿出生率升高有关。于是，这个药物因其弊大于利，被撤市了。还有一些药物，大家都发现了其功能上的好处，但很多潜在的不良反应还没有发现，因此，需要我们通过不断的研究和临床实践，才能及早主动发现不良反应，平衡利弊，让药物更安全有效。

基于这一点，我们需要对药物开展上市后的临床试验。如何制定临床试验的方案，咱们举例说明。

（1）背景基本情况介绍　临床试验的研究目的：确定主要研究目的是临床试验的关键，我们首先应该检索既往的研究，明确这个研究的背景，了解这个疾病的临床流行病学特征，当前的诊疗措施，了解这个药物，药物的作用机制以及当前治疗的效果的内容。例如，评价某消化中成药颗粒治疗功能性消化不良的临床有效性及安全性。次要研究目的：探索分析某消化中成药颗粒对不同中医辨证分型及不同年龄人群等亚组的临床作用特点及适应证。

临床试验研究设计：依据研究目的进行方法学的设计。由于上市后评价，验证有效性和安全性，根据既往的研究，已经有随机对照试验，而这个设计类型是验证的金标准，所以，为了更好地证明有效性和安全性，本研究设计为多中心、分层区组随机、双盲、安慰剂平行对照、优效性临床研究。①多中心：在 10 家医院同时进行；②随机：采用分层、区组随机方法，运用 DAS 2.1.1 统计软件，按参加单位的病例分配数及随机比例生成随机数字分组表。所选择的区组（block）长度和随机初值种子参数等作为保密数据一起密封在盲底中，随机表及应急信封均封藏在不透光的信封中，该表交主要研究单位妥善保管。试验严格按照随机化设计序列纳入患者。采用 SAS（北京某科技有限公司提供）分配随机号药物编号；③对照：试验药物为某消化中成药颗粒，以安慰剂为对照；④重复（例数估算）：综合相关文献报道，取某消化中成药的功能性消化不良症状有效率为 75%，安慰剂有效率为 55%，按照试验组：对照组为 1 : 1 的比例，估算样本量，得到试验组 88 例，对照组 88 例。试验过程严格控制研究质量，将失访率控制在 20% 之内，确定研究总例数为 220 例，试验组 110 例，对照组 110 例。

纳入和排除标准：根据研究目的，我们要选择国际公认的诊断标准，而从临床到科研，转化的关键是 PICOS，不知道这 4 个字母的同学面壁思过，看一下之前的故事。纳入标准，其实就是 PICOS 中的 P 的内容，一定要严格定义，而不是宽泛的说一下功能性消化不良。同事要引用当前最新的国际国内诊断标准。例如本研究纳入标准：符合功能性消化不良罗马Ⅲ诊断标准；符合中医证候（脾胃湿热证、肝胃不和证、寒热错杂证、脾虚气滞证、脾胃虚寒证）诊断标准者；年龄在 18 ~ 70 岁之间；受试者知情，自愿签署知情同意书；具有一定的阅读能力。

排除标准一定不是纳入标准的对立面，不是说纳入男性，排除女性，而是纳入的人群中，有可能对研究不利，有混杂因素的。所以，功能性消化不良的患者，就要排除是有其他原发消化疾病而伴有消化不良症状的患者。例如，活动性胃、十二指肠溃疡，胃镜下见黏膜糜烂及活动性渗血，病理提示活动性炎症、重度异型增生者；幽门螺杆菌感染阳性者（细菌培养、组织学检查、尿素呼气试验、快速尿素酶试验及粪便抗原检测任 1 项诊断方法阳性）；胃食管反流病患者（典型的烧心和反流症状）；有消化系统器质性病变（如慢性胰腺炎、胆囊炎、胆石症等）或有影响消化道动力的全身疾病（例如，糖尿病、慢性肾功能不全、结缔组织病、精神和神经系统病变等）；有胃或腹部手术史者（阑尾切除术除外）；在本次发病后近两周内使用过与本病相关的中西医治疗药物且病情不允许或个人不愿意进入为期两周的药物洗脱期的患者；具有严重的原发性心血管、肝脏、肾脏、血液系统、肺脏疾病或影响其生存的严重疾病，如肿瘤或艾滋病；精神病患者和智力、语言障碍者；妊娠（育龄期妇女妊娠试验阳性者）或哺乳期妇女；对本制剂药物组成成分过敏者；正在或 4 周内参加其他药物临床试验的患者；怀疑或确有酒精、药物滥用病史，或者根据研究者的判断、具有降低入组可能性或使入组复杂化的其他情况，如工作环境经常变动等易造成失访的情况。

后面这些描述就是排除了混杂因素，如果纳入了这些，试验结论就不好说了，因为混杂因素太多，会造成太大干扰。

试验药物及给药方案：给药方案要描述清楚。对药物的描述，无论是规格还是剂量、疗程，最好配有药物的包装和官方说明书。由于是上市后的药物，所以一定是有当前的说明书。

例如，某消化中成药颗粒试验组 110 例，安慰剂对照组 110 例。试验组服用某消化中成药颗粒（++++++ 公司；批准文号：国药准字 Z++++++；规格：每包 2.5g，每日 2 次（*bid*），早、晚餐前 10 ~ 15 分钟服用；安慰剂对照组服用某消化中成药颗粒模拟药（规格：每包 2.5g，*bid*），早、晚餐前 10 ~ 15 分钟服用。疗程 4 周，治疗后不设随访。

疗效评价指标及评价标准：主要疗效指标的确定至关重要，这是反映整个临床试验成败的关键，就是我们这个临床试验要干什么，也是一个科学假说，我们能解决什么问题，是能降低病死率，还是缓解症状，或者是降低复发率，根据假说，我们选择这个药物最大的特征，能够实现的功能的假说。例如，消化不良不是一个重大疾病，但是它的症状很困扰，所以，我们的主要疗效指标就选择症状的缓解。

主要疗效指标：消化不良主要症状（上腹痛、上腹烧灼感、早饱感、餐后饱胀不适、上腹胀气、食量减少、嗳气、恶心、呕吐）积分，改善百分率（%）=（治疗前总积分 - 治疗后总积分）/治疗前总积分 ×100%。症状改善百分率 ≥ 50% 为有效，症状改善百分率 < 50% 为无效。次要疗效指标：功能性消化不良生存质量量表评价，即汉化版功能性消化不良生存质量量表（functional digestive disorders quality of life questionnaire，FDDQL）和胃肠病患者报告结局（patient-reported outcome，PRO）量表评价；安全性指标包括血、尿、便三大常规，肝肾功能，心电图，体温，呼吸，心率，血压变化及不良事件及不良反应发生率。

统计分析：不是我们临床医生的强项，所以，这个需要和统计人员进行沟通。由于这是一个上市后再评价，所以，在开始就要制定统计分析计划，其实，对于随机对照试验的临床试验来说，统计分析报告几乎囊括了所有的手段，从描述性统计到验证性，效力效果的统计，针对不同的数据类型和我们设计的内容，都可以实现多维度、多方法的统计。咱们的工作，就是制定统计分析计划。当然，这个总的方法是一样的，很多时候可直接复制，给大家一个例子供参考，但最重要的是知道最核心的统计分析是在疗效评价的地方。

①**病例入组分析**

列出总体和各中心入选及完成病例数，确定三个分析数据集（FAS，PPS，SS）。

列出未纳入 PPS 集的病例及其原因。

②**人口学资料及基线分析**

描述性统计人口学资料及其他基线特征值。

连续变量计算其例数、均值、标准差、中位数、最小值和最大值。

计数和等级资料计算频数及构成比。

推断性统计结果（P 值）作为描述性结果列出。

③**疗效分析**

主要疗效指标分析

主要症状积分有效率采用 χ^2 检验比较组间差异。

次要疗效指标分析

主要症状积分变化值、实测值，采用 t 检验比较组间差别。

主要症状单项指标消失率采用 χ^2 检验比较组间差异。

生存质量量表总分及各维度评分变化值、实测值，采用 t 检验比较组间差别。

PRO 量表总分及各维度评分变化值、实测值，采用 t 检验比较组间差别。

④**安全性分析**

计算不良事件发生率。

计算不良反应发生率。

各种不良事件病例的详细列表。

各种不良反应病例的详细列表。

实验室指标、心电图试验后"正常转异常"或"异常加剧"的例数和转异率。

列出实验室指标、心电图异常病例和临床解释。

统计软件与一般要求

采用 SAS 9.2 软件分析。

非劣性分析用组间疗效差值的双侧 95% 可信区间表示。

所有的统计检验均采用双侧检验，P 值小于或等于 0.05 将被认为所检验的差别有统计意义。

（2）出发前的准备——知道自己要干啥：

了解了临床试验设计方案的背景，就要开始出发了，那我们通过这次旅程能够实现什么目的，咱们梳理一下。

①**学会临床试验方案设计的各个要点**

②**明白临床试验方案如何管理**

③**知道临床试验的质量控制**

④**掌控临床试验的全局，我们应该在哪里操心**

⑤从哪些地方可以延伸科研思路，并且有临床意义，可以发表 SCI

（3）世界这么大，临床试验方案那么多，学会检索再出发吧：

手把手教你学检索，是否真的上手啦，出发之前就看你的功力了。

检索 Pubmed、CBMdisc 等中英文重要医学数据库，查找功能性消化不良临床试验方案及研究病历发表的相关研究[1-10]，包括临床试验、系统评价等，制定当前最佳的功能性消化不良的试验设计方案及研究病历模式。

从之前的研究我们可以看出，既往的研究做了不少，也似乎证明了有效性和安全性，那我们还干啥，为啥还要做呢？仔细评价一下（如何评价，请参考之前的讲解）就会发现，这些研究或多或少存在着一些问题，设计不够合理，随机方案执行的不太好，还有的不是随机对照试验……总之一句话，还不能够得到肯定的结论，所以，咱们再次出征。这次就不能这么糊里糊涂了，需要：严格设计方案，并且在临床观察注意的点，要特别的小心，让方案可以执行，质量控制的好，还能够说明问题。

当然，首先是患者的一般信息，对于研究病历的设计，除了一般信息之外，其他方面主要几部分如下表所示。

考虑：幽门螺旋杆菌的检查条目是否设置？

这一点是根据疾病的特征设立的，疾病的病因是什么，如有明确的病因，我们是否应该考虑进去，答案是肯定的，作为主要的观察指标，我们应该把疾病的特定病因设计进去。

2012 年的《第四次全国幽门螺杆菌感染处理共识报告》[11]显示幽门螺旋杆菌感染也是消化不良的重要原因，在研究病历设计的条目上，需要考虑关于幽门螺旋杆菌感染检查的设计与数据提取。

由于不同的检测方法的敏感性和特异性不一样。所以，不同的检测方法进行不同检测手段也进行不同的数据提取。如下表5-1。

表 5-1　某消化中成药颗粒治疗功能性消化不良多中心、

分层区组随机、双盲、安慰剂平行对照临床研究的幽门螺旋杆菌检测条目

幽门螺旋杆菌（H.pylori）检测

检测方法	□₁ 快速尿素酶试验　□₂ 尿素呼气试验　□₃ 组织学检查 □₄ 细菌培养　□₅ 粪便抗原检测
检测结果	□₁ 阴性　□₂ 阳性　□₃ 未查

考虑：临床诊断的条目设置的必要性

对于科学研究来说，针对诊断不明、疾病不清，我们必须要设置一定的条目，来确定疾病的诊断。无论哪一个疾病。这是临床科研中，齐同纯化的重要原则。

依据当前最新的国际国内中西医诊断标准，进行临床诊断条目的设定。

举例：根据中华医学会消化病学分会胃肠动力学组制定的《中国消化不良的诊疗指南（2007，大连）》以及《消化不良的辨证诊断共识意见》，并根据诊断标准和实际的临床试验目的，确立了纳入和排除标准。诊断标准在方案及研究病历中的作用是非常重要的，可以确定研究的人群，同时明确研究的病症，如表5-2 所示。

表 5-2　某消化中成药颗粒治疗功能性消化不良多中心、
分层区组随机、双盲、安慰剂平行对照临床研究病历的临床诊断条目

临床诊断
西医诊断　□₁上腹痛综合征　□₂餐后不适综合征　□₃其他
中医诊断　□₁胃脘痛　□₂痞满　□₃其他→请详述：＿＿＿＿＿＿
辨证分型　□₁脾胃湿热证　□₂肝胃不和证　□₃寒热错杂证 　　　　　　□₄脾虚气滞证　□₅脾胃虚寒证 　　　　　　□₆其他→请详述：＿＿＿＿＿＿＿＿＿＿

　　依据研究目的，本研究最主要的疗效评价手段是症状的积分，那么临床症状观察条目是最重要的，条目的设计要评估疾病的现状。目前对于疗效评价，核心指标群是最重要的，确定核心指标群，是制作研究病历的核心。需要根据研究目的和临床病症的特点来制定。对于症状观察指标目前还没有专科疾病的规范，评价的指标五花八门，主题一致，主体也相近，但是没有一个这样的研究来规范。所以，当前临床症状的条目观察，应该是依据之前的经验以及临床实际的情况来制定。设置的表格只要简明关键点有即可，大夫太忙了，想要调查真实性的问题，就不要弄得太复杂，没空给你填的话，真实性就打了折扣。

　　表 5-3 是本研究制定的临床症状观察实际操作大表格。采取打钩的形式，方便简单，利于医生和患者的评价。在症状量表的制定过程中，消化不良的主要症状以及消化道其他症状均要考虑。而且从症状的性质、时间、程度以及发生的频率进行考量利于用药后的评价。

表 5-3　某消化中成药颗粒治疗功能性消化不良多中心、
分层区组随机、双盲、安慰剂平行对照临床研究病历的临床症状观察条目

主要症状		临床症状观察
上腹痛	性质	□₁胀痛　□₂隐痛□₃灼痛　□₄刺痛　□₅其他＿＿
	时间	□₁餐前　□₂餐后　□₃餐前餐后均有　□₄其他＿＿
	程度	□₀无　□₂轻微　□₄中等　□₆严重
		□₀无　□₂偶尔　□₄有时　□₆大部分时间
	频率	□₀从未有过　□₁₁周＜1天　□₂₁周1天 □₃1周2～3天　□₄₁周4～5天　□₅几乎每天
上腹烧灼感	时间	□₁餐前　□₂餐后　□₃餐前餐后均有　□₄其他＿＿
	程度	□₀无　□₂轻微　□₄中等　□₆严重
		□₀无　□₂偶尔　□₄有时　□₆大部分时间 □₈整日不断
	频率	□₀从未有过　□₁₁周＜1天　□₂₁周1天 □₃1周2～3天　□₄₁周4～5天　□₅几乎每天
早饱感	程度	□₀无　□₂轻微　□₄中等　□₆严重
		□₀无　□₂₁天1次□₄₁天2次　□₆₁天3次
	频率	□₀从未有过　□₁₁周＜1天　□₂₁周1天 □₃1周2～3天　□₄₁周4～5天　□₅几乎每天
餐后饱胀不适	程度	□₀无　□₂轻微　□₄中等　□₆严重
		□₀无　□₂₁天1次□₄₁天2次　□₆₁天3次
	频率	□₀从未有过　□₁₁周＜1天　□₂₁周1天 □₃1周2～3天　□₄₁周4～5天　□₅几乎每天

主要症状	临床症状观察
上腹胀气	□ $_0$ 无　□ $_2$ 偶尔　□ $_4$ 有时　□ $_6$ 大部分时间　□ $_8$ 整日不断
食量减少	□ $_0$ 无　□ $_1$ 减少 1/3 以下　□ $_2$ 减少 1/3 ～ 1/2 □ $_3$ 减少 1/2 以上
嗳气	□ $_0$ 无　□ $_2$ 偶尔　□ $_4$ 有时　□ $_6$ 大部分时间　□ $_8$ 整日不断
恶心	□ $_0$ 无　□ $_2$ 偶尔　□ $_4$ 有时　□ $_6$ 大部分时间　□ $_8$ 整日不断
呕吐	□ $_0$ 无　□ $_2$ 仅发生在餐后，且 1 日 < 3 次　□ $_4$ 三餐后均吐 □ $_6$ 稍一进食或饮水即吐

注：症状程度判断参考：①轻微：症状不明显，不提醒时感觉不到；②中等：症状较明显，但不影响生活及工作；③严重：症状较重，需用药控制

　　主要症状性质、时间仅作为辨证参考，不作为疗效评价指标；主症积分 = 程度积分 + 频率积分；频率包括每日发作频率及每周发作频率两项，临床医师在访视时对两者均应记录。并且也会对主要症状的诱发及加重因素加以记录，见表 5-4。

表 5-4　某消化中成药颗粒治疗功能性消化不良多中心、分层区组随机、双盲、安慰剂平行对照临床研究病历的主要症状诱发及加重因素条目

主要症状诱发及加重因素 □ $_0$ 无明显诱因　　　□ $_1$ 有→请填写下表			
进　　餐	□ $_0$ 无　□ $_1$ 有	空　　腹	□ $_0$ 无　□ $_1$ 有
劳　　累	□ $_0$ 无　□ $_1$ 有	受　　凉	□ $_0$ 无　□ $_1$ 有
药物因素	□ $_0$ 无　□ $_1$ 有	气候变化	□ $_0$ 无　□ $_1$ 有
情绪因素	□ $_0$ 无　□ $_1$ 有	工作紧张、压力大	□ $_0$ 无　□ $_1$ 有
其他			

注：仅作为辨证参考，不作为疗效评价指标

　　中医辨证论治的辨证要素在本例中是为了下一步的研究设的伏笔，在临床试验设计中，由于运行不易，最好能多观察一些指标，当然也不是越多越好，对今后的研究的启示以及未来的路怎么走，应该有一个整体的规划。如表 5-5 中所示。

　　表 5-5　某消化中成药颗粒治疗功能性消化不良多中心、分层区组随机、双盲、安慰剂平行对照临床研究病历的辨证参考症状条目

辨证参考症状						
食欲减退	$\square_0$无	$\square_1$轻微减退	$\square_2$明显减退	$\square_3$完全无食欲		
咽部异物感	$\square_0$无	$\square_1$有	胃部喜温喜按		$\square_0$无	$\square_1$有
胁肋胀痛	$\square_0$无	$\square_1$有	腹胀		$\square_0$无	$\square_1$有
腹痛	$\square_0$无	$\square_1$有	口干		$\square_0$无	$\square_1$有
口淡无味	$\square_0$无	$\square_1$有	心烦易怒		$\square_0$无	$\square_1$有
口苦	$\square_0$无	$\square_1$有	气短懒言		$\square_0$无	$\square_1$有
口黏	$\square_0$无	$\square_1$有	疲乏		$\square_0$无	$\square_1$有
口臭	$\square_0$无	$\square_1$有	胸闷		$\square_0$无	$\square_1$有
饥不欲食	$\square_0$无	$\square_1$有	手足心热		$\square_0$无	$\square_1$有
畏生冷	$\square_0$无	$\square_1$有	四肢不温		$\square_0$无	$\square_1$有
四肢倦怠	$\square_0$无	$\square_1$有	睡眠差		$\square_0$无	$\square_1$有
尿黄	$\square_0$无	$\square_1$有	消瘦		$\square_0$无	$\square_1$有
排便次数	次/日（注：如数日解大便一次，则填写 1/n）					
大便质地	$\square_1$成型软便	$\square_2$干燥	$\square_3$稀溏	$\square_4$时干时稀		
舌质	$\square_1$红	$\square_2$淡红	$\square_3$淡	$\square_4$其他		
舌苔	$\square_1$黄腻	$\square_2$白腻	$\square_3$薄白	$\square_4$其他		
脉象	$\square_1$滑	$\square_2$弦	$\square_3$其他			

　　注：以上两项仅作为辨证参考，不作为疗效评价指标

方案和临床观察病历，表格的设计是方案和将来执行的核心。在制定过程中，可以采用德尔菲调查法和会议共识法，也就是请更多的人对每一个条目进行斟酌，根据重要性打分，然后确定最重要的内容，请临床专家、统计学专家、方法学专家，多轮协商后，才能得到一个较好的大家都认可、实操性很强的方案及执行表格。

举例：本研究这项条目是最重要的评价指标，经过了 15 名消化专家的德尔菲调查以及 3 次大规模会议的共识确认。症状可以数字化，也得到了统计学、数据管理专家的确认。其中，症状来源于临床观察和临床试验的经验。上面的 9 个主要症状全面覆盖了消化不良的所有症状，并进行了分度估计，可以将症状积分数字化，这些评价的结果，会把主观的症状变成客观的数字进行表达，利于疗效评价主观指标的客观性，这些条目的设计是为了评价疗效，是方案设计第一个主要的目的。8 个方面的诱发因素和其他兼证的症状，就是为了第二个目标，即进行中医证候的进一步评估以及中医证候的研究。

从这个表格来看，我们首要目标就是评价某消化中成药治疗消化不良症状缓解的情况，不论中医证候如何，不辨证治疗功能性消化不良，随后的症状设计，是为了进一步研究某消化中成药治疗功能性消化不良的，而这些条目是为了进一步研究优势证候而设计的内容。所以，紧扣研究目的，并设置一定的条目，为今后的研究开辟道路，也是我们设计的思路。

（4）强调需要注意的内容

▶研究目的明确是方案和研究病历核心要素

经过检索各大数据库，目前的检索表明，国内外尚未有消化不良临床试验方案设计研究的相关研究，本文是第一次研究探讨中成药治疗功能性消化不良方案及研究病历的设计。

从方案设计和某消化中成药的实施来看，研究目的明确与合理是病历设计的首要条件。所有的条目设计都是为了在本研究中，明确某消化中成药治疗功能性消化不良的有效性而设置的。

▶**症状观察要覆盖该疾病所有可能症状**

本研究的假说是某消化中成药可以缓解功能性消化不良的症状，观察某消化中成药治疗功能性消化不良的有效性和安全性。所以，在条目的设置中，症状的观察和设置是尤其重要的。怎样的症状能够反映消化不良的病情变化，是方案设计及研究病历条目的重点。

根据前面的表格展示，本研究病例的各个症状的条目已经涵盖了所有消化不良的症状，可以有利的评估消化不良的好转与否，但从实用性来说，稍显复杂。因为在实际操作中，有的问题多次出现，条目较多，部分患者觉得时间过长，也影响了可操作性，需要临床研究者更多的耐心。

▶**增加资金和时间投入是方案和研究病历执行的最重要保障**

临床研究者往往工作也非常忙碌，在临床试验中的报酬并不多，所以积极性也有待于今后的资金投入。

所以平衡评价的要点和复杂性，需要综合考虑，本研究的条目分为主要和次要的格式，有利于医生和患者的把控。重点关注的内容放到前面，也可以让医生有所取舍。

同时，必要的资金保障，让医生的工作有价值，也有精力投入到严谨的临床科研中来。其实，很多时候，方案设计的很到位，但是执行的时候往往大打折扣，也会给临床数据的真实性蒙上阴影。而这两点是保证实施的关键，从实际的临床试验管理和参加来看，保证实施和方案设计同样是非常重要的。

▶**不断地培训是完善方案和具体实施的方法**

为了更好地观察疗效，就要有更多的条目和时间投入，在问诊的过程中，能尽量的做到详尽占有资料。一方面需要增加投入，另一方面也要增加培训，培训也需要在之前、之中，进行多次反复，才能更准确地填好表格，才有利于反映真实结果。

▶**充分的质量控制是保证实施的制度法宝**

制定一个质量控制的方案，并且请第三方来严格执行，非常的重要，这样从制度上可以把控临床研究的质量，让临床试验物有所值。

▶**增加叙事医学的人文情怀让科学研究跟接近真实世界**

研究充分尊重了患者的价值取向，符合循证医学思维原则，也是今后临床疗效评价的趋势。对于指标的选择比较固化，因为症状就那么多，医生对于症状的把握，总是从医生的角度出发。在方案设计的时候，可以多多考虑人文因素，让临床试验更接近真实。

随着叙事医学的发展，医学科学也更多的注重人文情怀，因为我们面对的是人，面对的是生命，对于科学研究的目的来说，就是更好地为真实世界的人来服务的，所以，增加患者的价值取向，是我们努力的方向。

另外，关于消化不良的核心指标群可以进行进一步的研究。制定功能性消化不良的核心指标群，可以供临床试验选择和参考使用。在建立核心指标群的同时，应该考虑患者的感受，将患者填写的 PRO 以及相关的表格作为核心指标群的内容。

进行疗效评价核心指标群的探讨，需要和专业科室合作，建议建立核心指标讨论委员会，根据研究目的而制定核心指标群，加入循证医学及叙事医学的理念，尊重患者的价值取向。整个制定过程中，需要有一个人核心执笔，和临床专家、统计学专家、数据管理学专家、方法学专家反复多轮沟通后确定。步骤就是撰写——讨论——修改——讨论——修改，直到满意为止。

点评 1

这是一篇深入浅出、有理有例、实用细致的临床研究的科普文章。科普不容易写，能打动读者的、知识含量很高的科普更是不容易写。不得不说，李博大夫真的很赞，手把手教授如何设计一个药物治疗功能性消化不良的临床试验方案及研究病历，从检索文献、设置关键问题、确定疗效疗价核心指标群到收集数据的表格设计，细致周到，重点突出。更值得推荐的是，李博大夫是临床大夫、科研工作者，也是循证医学的专家，一直践行着临床和科研，也将二者都做得非常好，融会贯通，将临床研究嵌入到临床实践中，并且引入叙事医学的人文情怀，达到临床医生看病和科研一体化、病人被动诊疗和主动参与一体化，回归了医学的本源，是一种理想的科研模式，一定会受到广大的受科研困扰的临床医生们的喜爱。

点评专家简介

程金莲，副主任医师，首都医科大学附属北京中医医院伦理委员会办公室主任、药物临床试验机构办公室主任。毕业于北京中医药大学，从事药物临床试验、伦理委员会管理及针灸临床工作。牵头、主要参与省部级及以上课题 7 项，获得省部级成果 2 项。国家食品药品监督管理总局审核查验中心检查员，世中联中医药研究伦理审查体系认证审核员，中国药物临床试验机构联盟青委会副主席，世中联伦理审查委员会理事，世中联中药上市后再评价专业委员会理事，中国中药协会药物临床评价研究专业委员会常委。中国 GCP 联盟"临床研究药物中心化管理项目"标准制修订专家组成员及多次参加现场检查，"CRC 行业标准起草"小组成员。

点评 2

　　临床试验方案是整个临床研究的核心，保证科学性和可行性至关重要，当然还要满足伦理学的要求。临床试验方案的设计，至少需要一个懂科研方法学的临床专家和一个统计学专家，从研究目的出发，确定 PICO 这 4 个核心要素。P 包括诊断标准（包括西医、中医两方面）、纳入及排除标准；I 包括药物的服用方法、疗程、合并用药规定等；C 是对照药物的确定，在中成药临床研究中，这往往是一个难点，需要综合考虑多方因素；O 是疗效评价指标，是整个方案最核心的点，是否能达到研究目的，关键看疗效评价指标选择得当与否，这也是所有中医药临床研究面临的瓶颈问题，也需要费一番脑筋。整个试验方案的确定，基石是对于研究药物的全面了解，基于前期临床应用经验和基础或 / 和临床研究结果，真正找到研究药物的"人无我有、人有我精"的优势苗头。

点评专家简介

　　赵迎盼，医学博士，副主任医师，主要研究领域集中在消化系统疾病中西医结合诊疗、功能性胃肠病临床疗效评价研究两个方面，现就职于中国中医科学院西苑医院临床药理研究所。目前主持国家自然基金 1 项，北京市中医药科技发展项目 1 项，参与国家及省部课题 7 项，获中华中医药学会科学技术一等奖、三等奖各 1 项，北京市科学技术进步三等奖 1 项，中国中医科学院科学技术二等奖 1 项。发表学术论文 40 余篇，参编学术著作 6 部，主编健康科普著作 4 部。

4

中医针灸临床研究之倚天屠龙记

2017 年 6 月是一个中医针灸的大日子，也是一次临床科研的华山论剑。先后两篇重量级的临床研究发表在 JAMA（影响因子 44.405 分）上，这是第一次中医针灸的文章登录国际顶级期刊，激起了各方的声音，欢呼雀跃，还是不屑一顾，都在纵横交错。我们先不看研究的结论怎样，也不是要参与中西论争，单单这些文章的发表，**表明中医针灸治疗的临床研究标准化和客观化正在走来，中国临床的研究水平和质量，已经可圈可点。**

比较两篇同期发表的针灸临床研究，我们会发现一些有意思的内容，从循证医学的目光，我们来看一下，那些值得我们体会的地方。

（1）从临床到科研的乾坤大挪移心法——PICOS

从临床问题到科学研究就是一个乾坤大挪移的过程。

研究的一切核心，是目的，临床研究的目的，只有一个，就是疗效和安全性，而根据研究目的制定的 PICOS 就是这篇研究的关键。什么是 PICOS？

P	Participants/ population/ patient/ disease	研究对象 / 患者 / 人群 / 疾病
I	Interventions/ exposure	干预 / 暴露
C	Comparisons/ control	对照 / 比较
O	Outcomes/ endpoints	结局 / 终点
D/S	Study Design	研究设计类型
S	Setting	研究环境
T	Time	时间段

这两篇的 PICOS 怎样呢？

从题目看研究目的，回答的临床问题	研究 A 电针治疗女性压力性尿失禁是否安全有效？	研究 B 针灸治疗多囊卵巢综合征帮助怀孕的疗效是否可靠？	循证类比
P	女性压力性尿失禁患者	有怀孕意愿的多囊卵巢综合征患者	文中对相应疾病以及疾病的状态进行了严格定义，体现在纳入标准的条目，相对于大而空的设计来看，准确定

续表

从题目看研究目的，回答的临床问题	研究 A 电针治疗女性压力性尿失禁是否安全有效？	研究 B 针灸治疗多囊卵巢综合征帮助怀孕的疗效是否可靠？	循证类比
			义研究的对象至关重要。也就是说，对于我们要解决的临床问题，绝不能"贪心"，涉及的面越宽，临床研究就会越散
I	电针组患者取双侧中髎、会阳穴。皮肤常规消毒后，将固定垫粘贴在穴位上。针灸针通过粘贴固定垫刺入穴位约 50～60mm。中髎穴向内下约 30～45°角斜刺，会阳穴稍向外上斜刺 50～60mm。各穴位均匀提插捻转 3 次，获得局部酸麻胀重得气感。随后横向连接电针仪电极于双侧中髎穴和会阳穴的针柄上。电针参数设定为连续波 50Hz，电流	针灸师会将针刺入她们的腹部和腿部穴位，手动旋转刺激针直到产生刺痛感，然后接到电刺激器上进行低频率的刺激	细节决定成败，原文对于治疗措施的描述，精准而细致，从手法到针刺频率，以及针刺方向等内容，包括影响治疗的各个方面

续表

从题目看研究目的，回答的临床问题	研究 A 电针治疗女性压力性尿失禁是否安全有效？	研究 B 针灸治疗多囊卵巢综合征帮助怀孕的疗效是否可靠？	循证类比
	强度 1 ~ 5mA（针刺穴位附近皮肤轻微颤动、无疼痛感为最佳）。电针 30 分钟，每周 3 次电针治疗，治疗 6 周共 18 次		
C	假电针组患者取双侧中髎对照点、会阳对照点。中髎对照点位于中髎穴横向外旁开 1 寸（约 20mm），会阳对照点位于会阳穴横向外旁开 1 寸（约 20mm）。皮肤常规消毒后，将固定垫粘贴在穴位上。安慰针通过粘贴固定垫刺入穴位到达皮肤表面，均匀提插捻转各 3 次但不刺破皮肤。横向连接特制电针仪于双侧中髎对照穴、会阳对照穴针柄上。电针参数、留针时间、频次、疗程同电针组	接受假针灸的患者，针被刺入肩部和上臂的非针灸穴位，且深度不超过皮下 5mm，也和针灸组一样连接电刺激器来模拟真正的针灸	对照组的选择，和科学研究的目的息息相关。从盲法角度来说，和治疗组要区别开来，怎样能让患者以为扎了针灸，而实际进针并没有起到这个效果，这个在国际针灸临床研究上，都是热点，选择浅刺以及旁开，都是国际认可的方法

续表

从题目看研究目的，回答的临床问题	研究 A 电针治疗女性压力性尿失禁是否安全有效？	研究 B 针灸治疗多囊卵巢综合征帮助怀孕的疗效是否可靠？	循证类比
O	与基线相比，治疗 6 周后 1h 尿垫试验漏尿量的变化值	婴儿健康出生后存活 20 周，也就是婴儿的活产率	结局指标选择硬指标最重要，指标硬不硬，直接关系到结论靠不靠谱。类似于血压值的下降，A 研究用漏尿量的变化，是计量资料的硬指标，而 B 研究的婴儿出生存活率，是计数资料的硬指标
S	采用中央分层区组随机的方法进行随机分组。符合标准的受试者通过中央随机系统按照 1∶1 的比例随机分配到电针组和假电针组。按中心进行分层，每个区组内随机数为 6。本研究对受试者、疗效评价者以及统计分析师设盲	随机平分为 4 组接受不同治疗，最终共有 926 人完成了全部实验和为期 10 个月的随访。4 组分别采取针灸 + 克罗米芬（235 人），假针灸 + 克罗米芬（236 人），针灸 + 安慰剂（223 人），假针灸 +	对于研究设计来说，随机对照设盲，彰显了两个研究的高大上

续表

从题目看研究目的，回答的临床问题	研究 A 电针治疗女性压力性尿失禁是否安全有效？	研究 B 针灸治疗多囊卵巢综合征帮助怀孕的疗效是否可靠？	循证类比
		安慰剂（232人）的治疗方式。在研究中，克罗米芬和安慰剂的给予是双盲的，针灸和假针灸的给予是单盲的，只有进行治疗的针灸师知道患者接受的究竟是真针灸还是假针灸	

从临床研究关键的 PICOS 来看，两个研究准确定义了研究的目的，把临床关心的两个疑问，转化成了临床科学研究的问题。用循证的眼光来看，是当前最佳的临床设计的典范。从设计来看，其实并不复杂，也就是提示我们，在临床研究的设计方面，不用花花肠子，而是实事求是。找到适合的研究最重要。

并不是越新的研究方法就越高大上，就像治疗疾病的药物，对症的才是好药，能够说明问题的才是好的研究。

理想很丰满，现实很骨感，这是临床研究面临的种种问题，也是临床科学性，伦理性和可操作性错综复杂难以平衡的要素。从理想设计来说，越详尽越能说明问题，但从操作性来说，越简单，执行的才越好。从伦理来说，我们要保护受试者利益，从科学性来说，不给相应的暴露，怎么才能解决说明这个暴露是有效的。

这两个研究，用到了循证临床科研的智慧，找到了平衡的点，回答的临床问题，是难治性疾病，也是当前疗效并不是很好的临床疾病，而当前的研究表明，中医针灸具有一定的疗效，可能是患者较好的选择，在临床特点上，也适宜进行针灸治疗，并且这个临床研究的问题，是可以通过临床研究回答的问题。

（2）临床研究质量之倚天剑

"倚天不出，谁与争锋"倚天剑的原本目的，就是郭靖留下来监督的。

从 PICOS 之后，两篇文章描述了结果。这里面我关注到一个重要的地方是，临床研究的过程质量控制的保证。临床研究的第一难度，在于临床问题到科研问题的转化，也就是方案的设计，而第二难度，就是方案不折不扣的执行，只有严格按照设计好的方案执行，我们才能用临床科研回答这个问题。比如 A 研究"为了评估患者盲法的效果，我们随机选取了两个中心的患者进行盲法评价。在第 3、6 周某次治疗结束的 5 分钟之内，让患者回答接受的是电针治疗还是假电针治疗。"

这段描述，让我们看到了，临床研究环节中，督导监察的意味，也是一个验证的意味，质量保证的意味。从事临床研究多年，我们就会知道，临床研究真的是困难重重，想要做好事难上加难，需要整个团队，有情怀，有责任，有担当，并且，要有一些程序和方法来督导帮助，而这一点，两个研究都做到了，在我看来，还稍有不足。

根据笔者已经结题的国家自然基金（项目号：81303151）医患共建循证病历研究，也是临床调查，当然没有这些研究高大上，但在研究中，倡导了临床研究的视频记录和可溯源性。无论撰写的怎样正确和详细，都有人质疑原始资料的真实性，如果我们在患者知情的情况下，在一些临床研究中，采取视频记录的方法，我觉得，更有论证力度，也就实现了数据全程溯源，并实现了研究的质量控制，以及督导作用。

（3）临床研究之九阳真经

我们知道，张无忌在美女小昭的帮助下修炼乾坤大挪移也就用了1个时辰，而为啥这么快就可以修炼成功，就是因为，他修炼了18年的九阳真经，有深厚的基础。临床到科研的乾坤大挪移也是很快的，然而如何挪移，怎样才是合理的挪移，需要我们修炼临床、科研的九阳真经。

非常敬佩刘保延团队和吴效可团队，由于工作的原因，曾经和他们交流过。在几年前我们就会发现，他们几十年如一日，扎扎实实，默契配合，把临床试验每一个细节落地，不图快，但求稳，客观记录，才有今天的笑傲江湖以及华山论剑的底气。

作为有梦想的临床科研医生，看到44分的论文，内心就痒痒，并且心潮澎湃，这是每一个医学研究者的梦想。但我想，他们团队的这个梦想一定是从20年前就开始了，如果我们也保持这份激情，做到"简单，专注，持久"，那么，临床研究的六大门派的武林大会，也会出现我们的身影。

自屠呦呦青蒿素获得诺贝尔医学奖开始，到这次临床研究的国际顶尖杂志文章的发表，从基础到临床，中国医学研究的内涵开始迸发出来，让医学的研究回归到冷静。

点评 1

本文作者用诙谐和幽默的笔法从循证医学角度将中医针灸临床研究的规范化和内涵建设的标准化刻画的淋漓尽致，文字深入浅出，浅显易懂。中医科研之路本就晦涩艰辛，缺乏可量化的评价标准和得法的科研设计是关键，作者作为临床科研医生，通过细腻的笔法将中医科研由抽象到聚化，去粗取精，既剖析了针灸首次在国际顶级期刊 JAMA 上发表文章的核心顶层设计的重要性，又从客观角度阐明该文章发表的深层次原因，从而提出中医医患共建病历的必要性，为初入中医科研的研究者指明了方向，值得初学者认真研读。

点评专家简介

田贵华，医学博士，副主任医师，北京中医药大学东直门医院科研处副处长。主要从事慢性疼痛、循证医学及中西医结合临床研究工作。主要进行针药并用治疗慢性疼痛的临床疗效评价和机制研究，借鉴现代医学评价方法在临床实践中开展针刺治疗慢性疼痛的相关机制研究，致力于建立主客观结合的中医药治疗慢性疼痛的疗效评价方法。主持国家自然基金课题 2 项，省部级课题 2 项，参与国家重点研发计划 1 项、国家自然基金课题 4 项。发表学术论文 35 篇，其中 SCI 收录 23 篇，第一或者通讯作者 13 篇，会议论文 1 篇。独立主编出版中医著作 6 部，获省部级奖 3 项，获得发明专利 1 项。

点评 2

时至今日，循证医学不仅仅是临床研究方法学的集大成者，更重要的是已然成为培养临床医学科学家（Physician-Scientist）的核心学科。该文从两个卓越的针灸临床研究案例入手，借助循证临床问题构建原则 -PICOS，详细而精准的描绘针灸临床科研设计的关键环节，语言平实生动，比喻形象有趣。读完此文，让我们充分感受到，中医针灸要想更好的展示自身疗效和特色，需要从临床初始问题中提炼出具有研究价值的科学问题，然后通过高质量的科研设计，合理有效的过程监控，最终产生高水平的研究成果。也让初入门径的新手，建立信心，只要学好循证，用好循证，攀登临床研究的高峰，成为真正的临床医学科学家就不远矣。

点评专家简介

熊俊，医学博士，副主任医师、副教授、硕士生导师，现就职于江西中医药大学附属医院针灸科。主要从事针灸学及循证医学研究工作。主要进行艾灸效应及其机制研究，关注穴位敏化的脑机制；采用循证医学理念与方法科学、合理评价针灸临床疗效。主持国家自然基金课题 2 项，省部级课题 6 项，参与国家十一五科技支撑计划 2 项、国家自然基金课题 5 项。第一作者发表中文核心论文 18 篇。作为主要撰稿人发表 SCI 收录论文 18 篇。主编或副主编著作 8 部，参编著作或教材 12 部，获国家科技进步奖 1 项，省部级奖 4 项。

5

中医药临床研究的报告规范

胡　晶

新时代对临床医生提出了更高的要求，不仅要在临床一线治疗病人，还要进行临床研究，或者对临床中碰到的典型案例进行总结，其间临床医生会考虑如何将研究方案和研究结果公之于众，让更多的人尽快知晓并有效使用和推广医学证据。这就涉及到一个问题：如何规范的报告临床研究。

中医有其相对独立的理论体系和相对特殊的治疗方案，如方药、针刺、灸法、拔罐等。因此，中医药临床研究需要有更加详细、准确、完整的报告体系，包括中医理论背景、中医药干预措施的具体实施过程及中医药结局指标的评估等。

针对中医领域的不同研究类型，有相应的报告规范。包括：①中医药临床个案报告规范（CARC）；②含草药、针刺、灸法的随机对照试验方案报告规范（SPIRIT for TCM）；③随机对照试验报告规范，包括：中药复方（CONSORT-CHM formulas）、针刺（stricta）、灸法（strictom）、拔罐（consortfor cupping）、草药和推拿；④多中心临床试验报告规范，含化学药、草药、针灸、拔罐；⑤临床研究注册的报告规范，含中药及针刺；⑥系统评价及 Meta 分析的报告规范，包括：中药（prismafor herbal medicine）、针刺（prisma for acupuncture），灸法（prisma for moxibustion）；⑦知情同意书的报告规范；⑧中医药临床实践指南的报告规范（CPG-TCM）。以上报告规范中，有些已经完成并发布，有些正在进行中或定稿中。

我们对已完成的几个报告规范进行简单介绍：

中医药临床个案报告规范（CARC）于2016年发表在《Chinese Journal of Integrative Medicine》上，共包括16个条目（14个维度），涵盖草药、针刺及灸法。

中药复方随机对照试验报告规范（CONSORT-CHM Formulas）于2017年，在美国《Annals of Internal Medicine》中以简体中文、繁体中文、英文三种文字同期发表，并配发编者按。在CONSORT 2010声明的基础上，加入中医证候和中药复方特点的条目，新增了1项条目"关键词"，共对7项条目的内容进行了扩展（问题和摘要、背景和目的、受试者、干预措施、结局指标、可推广性和解释、中药复方的危害说明）。

针刺随机对照试验报告规范（STRICTA）于2010年发表在《Plos Medicine》上，共包含6个条目及17个二级条目，为报告针刺治疗的合理性、针刺的细节、治疗方案、其他干预措施、治疗师的背景以及对照或对照干预提供了指南。

灸法随机对照试验报告规范（STRICTOM）于2013年发表在《Journal of Integrative Medicine》上，共包含7个条目及16个二级条目。

草药随机对照试验报告规范于2006发表在《Journal of clinical epidemiology》上，沿用CONSORT声明，合计五部分（题目与摘要、引言、方法、结果、讨论）22个条目，并对其中9个条目（条目1题目与摘要、条目2背景、条目3受试者、条目4干预、条目6结局、条目15基线数据、条目20解释、条目21外推性及条目22综合证据）进一步细化，重点是条目4干预，使其更适于草药随机对照试验的规范报告。

6

样本量的前世今生

冯　硕

临床研究为什么要有样本量计算？样本量怎样才算够了？希望读者在读完此文后，能够有所理解。

首先要从临床研究的统计分析说起。临床研究中的统计包含两个部分，统计推断和统计描述。统计描述不难理解，即对汇总的数据进行处理、分析、制作图表等。统计推断是由样本来推测总体的过程。对某一疾病，研究者不可能将所有患这一疾病的人群都纳入作为研究对象，因此才有了抽样过程。抽样的数量，也就是抽多少个样本来做研究，于是便有了样本量这一概念，这就是样本量是如何产生的。样本量计算的逻辑其实很容易理解：

（1）统计描述需要更靠谱

同样都是某种疾病的患者，个体之间存在变异，某项检查或得分在不同的患者间有差异。为了得到理想中的真实值，我们要多次测量取平均值。这里的多次测量意味着增加样本含量。我们都有这样的经验，样本量增大后，可信区间会变窄，也就意味着统计描述的更精确。因此在利用样本描述总体的过程中，样本量需要达到一定要求，可信区间才会变窄，可信区间变窄，所得的数据才能更精确。所以为了追求精确度，我们要计算样本量，为下一步的统计推断做铺垫。

（2）假设检验是会犯错误的

我们知道，统计推断过程靠的是假设检验，假设检验里有一

个概念叫 α，是我们研究当中需要控制的 I 类错误，$\alpha=0.05$ 的意义：有 5% 的可能性拒绝了实际成立的零假设（弃真），发生这种错误意味着，两组明明不相等 / 相关，但却认定为相等 / 相关。通常情况下，α 越大，越容易在检验中体现出差异。我们把 α 定为 0.05 是可以接受的，但这需要相应的样本量来支持。同理，II 类错误 β，意为接受了实际上不成立的零假设（存伪）。α 与 β 存在统计学上的联系，α 越小，β 越大；α 越大，β 越小。若要同时减小 I 类错误和 II 类错误，唯一的方法就是增加样本量。这也解释了为什么样本量计算的公式中会有 α 和 β，因为犯错误的程度是样本量的决定因素。

（3）样本量并不是多多益善

样本量也要有一定的上限。达到要求的样本量后，我们不建议收集过多的样本，因为临床研究的每一步都要耗费人力、物力，受试者要承担一定的风险。

另外，通过以上我们能够看出，样本量越大，所得的结果越精确，假设检验越容易出现差异。如果样本量真的超大超精确，细微的差别都能够通过统计学检验而得到 $P < 0.05$ 的结果。差异虽有统计学意义，但差异过小，代表的临床意义有限。因此过大的样本量并不利于临床意义的解释和推论。

了解了样本量计算的前世今生，实际工作中，样本量估算需要考虑临床意义、统计学意义和现实因素，有理有据，合情合理。

点评

如果要说临床医师咨询我最多的问题是什么，我可以毫不犹豫地说：如何计算样本量。尤其在申请课题的时候，很多申报者都曾问我，到底如何计算样本量？我也曾在很多场合讲过如何计算样本量的问题，然而我不得不承认，这是个很难讲的题目。因为样本量计算既复杂，又简单；既灵活，又死板。说它复杂，因为样本量计算需要综合考虑研究目的、数据类型等而定；说它简单，因为每个样本量计算都已经有明确的公式，也有专门的软件；说它灵活，是因为其计算存在一定主观成分，在一定范围是可以活动的；说它死板，主要是由于其公式是固定的，只要知道了参数，代入公式即可计算。

本文用一个简短的篇幅概括说明了为什么要计算样本量。这是个很重要的话题，大多数临床医师知道要计算样本量，却不知道为什么要计算样本量。其实很多情况下，知其所以然，会帮助你更好地理解。为什么很多临床医师明明知道计算公式，却还是要咨询统计学家，因为计算很容易，但计算所需要考虑的内容很多，如本文作者提到的临床意义等。所有的计算都需要考虑实际意义，否则就背离了研究的初衷。本文虽小，却值得读者仔细考虑。

点评专家简介

冯国双，博士，副研究员。擅长各种回归分析、纵向监测数据分析、复杂数据的分析建模等。主编/编著多部统计分析专著，如《白话统计》《小白学 SAS》《医学案例统计分析与 SAS 应用》（第 1 版、第 2 版）、《医学研究中的 logistic 回归分析及 SAS 实现》（第 1 版、第 2 版）、《医学常用实验设计分析及 SAS 实现》等。目前任"北京市免疫规划和疫苗评价专家委员会"专家委员，"现场统计研究会空间统计分会"理事、"中华预防医学会中国生物统计学…

会"青年委员、"中华医学会临床流行病与循证医学分会"青年委员、"中国医师协会循证医学分会"青年委员。《中华预防医学杂志》《中华全科医师杂志》《中华护理杂志》《慢性病学杂志》等杂志的编委 / 通讯编委。

视频 （请通过"约健康"APP扫码观看，下载"约健康"APP请参见文前第 5 页。）

临床研究九阳真经之随机化分组与样本量估算的实现

7

从评价走向设计

赵国桢　李彦楠　李　博

（1）什么是 ROB 量表

系统综述中必须对纳入的原始研究进行质量评估，故采用严格的质量评估工具来评价纳入研究的真实性是一篇系统综述最为核心的部分。目前，已有大量方法和工具用于评估 RCT 的方法学质量或偏倚风险。

ROB 量表（risk of bias tool）是 Cochrane 协作网推荐的用于评价纳入研究偏倚风险的工具（图 5-1）。对于临床随机对照试验，其评估内容包括 6 个条目：随机序列、隐蔽分组、盲法、不完整数据资料、选择性结局报告和其他来源偏倚；每个条目又由两部分组成，第一部分描述在研究中发生的事件，第二部分包括作出与条目相关偏倚风险的评判。对于评价条目偏倚风险评估可作出"yes, unclear, no"三种判断，以表示其对应偏倚发生的风险分别为"低风险，风险判断不清楚，高风险"，而质量评价的结果表达则可以通过 RevMan 软件生成偏倚风险比例图（Risk of bias graph figure）和风险偏倚汇总图（Risk of bias summary）来实现：偏倚风险比例图可以说明评估工具中贯穿的每一个条目中每一项评价（"是"、"否"、"不清楚"）的研究的比例（图 5-2），而风险偏移汇总图可以通过条目呈现出所有的判断（图 5-3）。

Bias	Authors' judgement	Support for judgement
Random sequence generation (selection bias)	Unclear risk ▼	
Allocation concealment (selection bias)	Low risk ▼	
Blinding of participants and personnel (performance bias)	High risk ▼	
Blinding of outcome assessment (detection bias)	High risk ▼	
Incomplete outcome data (attrition bias)	Low risk ▼	
Selective reporting (reporting bias)	Low risk ▼	
Other bias	Low risk ▼	

图 5-1　ROB 量表示例

"ROB graph" Figure

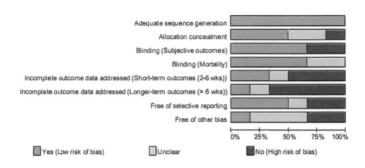

图 5-2 偏倚风险比例图示例

"ROB summary" Figure

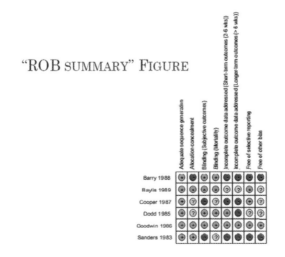

图 5-3 风险偏倚汇总图示例

（2）参照 ROB 量表提高临床研究与文章质量

随机： 随机抽样即从总体人群中抽取符合纳入标准的研究对象，使样本推知总体有意义。临床科研工作中，按照临床科研设计的要求不可能把全部、各种类型的、符合纳入标准的目标人群的患者都纳入课题中进行研究，所以需要采用随机化的抽样方法，使目标人群中的合格研究对象，具有同等被选择的机会参与研究，以反映目标人群的总体状况，并避免选择性偏倚。在随机抽样难以实现的情况下，可以选择使用连续的非随机抽样的样本。

随机分配即将抽取的样本应用随机化方法进行分组，使研究对象有同等的机会进入试验组和对照组。随机分配能使组间已知的或未知的影响因素达到基本一致，从而增强组间的可比性。随机分组方法包括抛硬币法、抽签、掷骰子、查随机数字表或计算机生成随机数字等。

隐蔽分组： 分配隐藏是指采用一定的方法对受试者进行分组，使研究者对研究对象将被分在试验组或对照组不可预知，从而保证患者进入治疗组或对照组的机会均等。其方法包括使使用密闭的不透光的按顺序编号的信封、药物密闭包装、药剂师按照随机序号准备药物、使用中心控制的电话或传真进行随机分组等。

值得注意的是，一项研究中只有这项都做到了，这个研究才是真正随机的。

盲法： 盲法的主要目的是使受试者和研究的观测执行者均不知道接受试验的组别和干预措施的具体内容，使其所观反应或记录的临床现象、资料以及分析的结果，都不受主观意愿所左右，能体现客观而真实的状况，进而保障研究结果的真实性。单盲是指仅仅受试的研究对象处于盲态，即不知道自己归属于治疗组还是对照组；双盲是指研究执行者和受试的研究对象均不知道谁属治疗组，谁属对照组，亦不知道所接受的是治疗药物还是对照药物；三盲是在"双盲"试验的基础上，加上试验的数据处理和资料统计分析及其评价的"一盲"，故为"三盲"。

数据资料完整性： 即每个主要结局指标结果数据的完整性，包括失访和排除分析的数据。通常认为在一项已完成的研究中，失访率应小于 10%，特殊情况下不能超过 20%。若一篇文章中未对研究中研究对象的失访原因作以说明，或未对失访进行了意向治疗分析（intention-treat，ITT），则可判断为不完整数据资料。

选择性结局报告： 不是所确定的结局（主要与次要）均以预先拟定的方式报告，或已发表的报告中清楚地纳入了所有期望结局，包括预先特定化结局，则为"无选择性报告"。

其他偏倚来源： 包括试验早停、基线不平衡、利益冲突等。

所以，在临床研究设计与文章写作的过程中，应该周全考虑以上各偏倚风险因素，控制偏倚产生，提高整体质量。在临床研究设计中，注意使用正确的随机方法、考虑应用隐蔽分组及盲法以保障研究结果的真实性、正确处理缺失研究数据、预先拟定结局及其报告方式与最终结局一致、保持组间基线平衡、避免利益冲突等都是保证研究质量的重要因素；在文章书写中，同样要注意完整、清晰描述以上内容，以规范研究报告，提高文章质量。

第六章

循证连连看

1

什么是系统评价再评价

周支瑞　李　博

系统评价（systematic review，SR）根据纳入原始研究的类型大体上可以分为三大类：干预试验系统评价、诊断试验系统评价、观察性研究系统评价。当然，按照其他分类方法可能会得到更多的种类，比如按照统计分析方法来分，系统评价还包括：率的 Meta 分析，计数资料的 Meta 分析，生存资料的 Meta 分析，基于单病例资料的 Meta 分析，网状 Meta 分析，累积 Meta 分析等。可见，系统评价 /Meta 分析种类繁多。除此以往，系统评价 /Meta 分析发表的数量也是惊人的，自 1983 年 Furberg 发表了卫生保健领域的第一篇临床对照试验的系统评价"心肌梗塞后抗心律失常药物对病死率的效果"起，至今已有 30 余年。这一医学文献研究新范式随着循证医学的发展得到了广泛的发展，截至 2017 年 4 月 20 日，笔者以"（（systematic review[Title/Abstract]）OR meta-analysis[Title/Abstract]）OR "Meta-Analysis" [Publication Type]"为检索词在 PubMed 中共检索到了 167711 条题录。截至同样时间节点，笔者在 Web of Science 使用以下检索策略："主题：（systematic review）OR 主题：（meta-analysis）；精炼依据：文献类型：（article or review or meeting abstract or proceedings paper or letter or editorial material）；索引 =SCI-EXPANDED, SSCI, A&HCI, CPCI-S, CPCI-SSH, ESCI；时间跨度 = 所有年份"，共检索到 210,024 条题录，我们按照国别和年份进行了简单分析，分析结果如图 6-1 和图 6-2 所示。

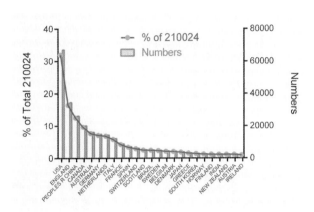

图 6-1　WOS 数据检索的系统评价 /Meta 分析按国别展示前 25 位

排在前五位的分别是美国、英国、中国、加拿大和澳大利亚。

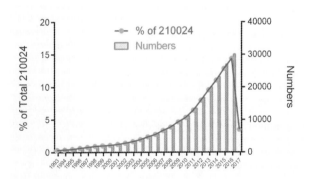

图 6-2　WOS 数据检索的系统评价 /Meta 分析按年份展示近 25 年的发表数据

数量如此巨大的系统评价，质量也是良莠不齐；同一主题的系统评价可能已经发表多篇，而多篇之间的结果也不完全一致。系统评价诞生之初的作用就是要解决临床研究领域的"莫衷一是"，而此时同一主题的系统评价之间也出现了"莫衷一是"的情况，这对于证据使用者来说是一件很苦恼的事情，我们到底该信谁呢？在这样的情况下，系统评价再评价应运而生。

我们可以参考考克蓝干预试验系统评价手册 5.1 版给系统评价再评价下一个定义：系统评价再评价（overviews of reviews, Overviews）是全面收集同一疾病或同一临床问题的治疗或病因、诊断、预后等方面的相关系统评价, 进行综合研究的一种方法。由此定义我们不难看出，其是基于系统评价水平的文献二次研究。与常规干预试验系统评价最大的区别应该包括两个大方面: 第一, 系统评价再评价纳入了已经发表的相同主题的系统评价 /Meta 分析, 而常规干预试验系统评价仅纳入原始研究；第二, 原始研究的偏倚风险评估我们采用改良的 JADAD 或者考克蓝的随机对照试验偏倚风险评估工具，而系统评价的质量评估工具我们较常用的评价标准有 PRISMA，OQAQ 和 AMSTAR 等，而这些工具都是评价系统评价 /Meta 分析的质量的。为了便于读者理解这些概念，笔者整理绘制了如下的示意图，下图 6-3 为常规干预试验系统评价 /Meta 分析示意图，下图 6-4 为系统评价再评价示意图。

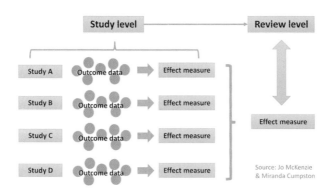

图 6-3　干预试验系统评价示意图

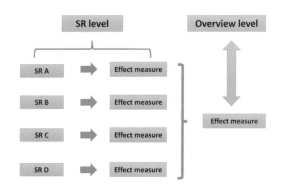

图 6-4　系统评价再评价示意图 SR：Systematic Review.

综上，我们简单介绍了系统评价再评价产生的背景，质量评估工具等问题。事实上，笔者认为系统评价再评价是一种定性系统评价的方法，其本质并不涉及复杂的统计学问题，制作过程和原则与常规干预试验系统评价差异并不大，因此比较简单，读者可找几篇范文来阅读，然后自行体会这一系统评价的方法。下一篇科普文章我们将进一步介绍系统评价再评价的制作流程与批判性阅读。

参考文献

[1] Furberg CD. Efect of anti-arrhythmic drugs on mortality after myocardial infarction[J]. Am J Cardiaol, 1983, 52:240-248.

[2] Higgins JPT, Green S，eds. Cochrane Handbook for Systematic Reviews of Interventions Version 5.1.0[updated March 2011][R/OL]. http://www.cochrane-handbook.org.

[3] Oxman AD, Cook DJ, Guyatt GH. Users Guides to the Medical Literature. VI. How to Use an Overview for the Evidence-Based Medicine Working Group[J]. JAMA, 1994, 272(17):1367-1371.

[4] Shea BJ, Grimshaw JM, Wells GA, et al. Development of AMSTAR: a measurement tool to assess the methodological quaIitv of systematic reviews[J]. BMC Med Res Methodol, 2007, 7:10.

点评

系统评价这种研究方法从 20 世纪 90 年代"燃爆"世界，一直到今天仍然存在"口碑"和"人气"的两极化。熟知这一研究方法的人都知道，同其他任何一种科研方法一样，系统评价的方法本身是严谨的，理想的情况下，这种方法应该"放之四海皆准"。然而，其适用领域本身的特点、其纳入研究自身的局限，甚至于使用这种方法的人本身对它认识的不足都有可能造成对该方法使用的不当，严重的后果就是造成结果的误读误判。作为使用了这种方法近十年的"入门级"学员，我感觉像有十年驾龄的"老司机"一样，开车时候越久，越容易"怕"，也就越谨慎小心。系统评价的再评价不仅要客观看待原始研究的局限性，还要客观处理将原始研究进行了二次评价的各个系统评价的局限性，操作起来可谓"如履薄冰"，应该要"慎之又慎"。有一点值得商榷的是，系统评价的再评价应该并不是单纯的定性评价，而是要对原始的研究进行系统整理后的再次分析。如今"市面"上出产的 Overview of systematic review 也越来越多，方法质量参差不齐，我也期待有一篇正确解说该方法的文章能引导大家如何开展这类研究。

点评专家简介

曹卉娟，博士，副研究员。澳大利亚西悉尼大学博士后。现就职于北京中医药大学循证医学中心，主要从事中医药疗效评价研究。主持北京市优秀人才资助项目两项、校级自主课题两项，主要参与国家级、省部级课题二十余项。任中国中西医结合学会循证医学专业委员会青年副主任委员、中药协会男科研究专业委员会副主任委员、中国药学会药物流行病学青年委员、中国医药教育协会理事；同时任多部国际 SCI 杂志及国内《中医杂志》等特约审稿专家。共计发表论文 40 余篇，其中一作者发表英文 SCI 论文 20 篇，累积影响因子近 40 分。

2

系统评价再评价制作方法简介

周支瑞　李　博

前一篇文章我们介绍了系统评价再评价（Overviews）产生的背景，纳入系统评价 /Meta 分析的质量评估工具等问题。本文介绍系统评价再评价的制作方法与批判性阅读原则。与经典干预试验系统评价 /Meta 分析相似，Overviews 的制作流程也包括选题、制定纳入和排除标准、检索、筛选文献、提取资料、质量评价和资料分析等步骤。笔者将 Overviews 的制作流程总结如下图 6-5 所示。

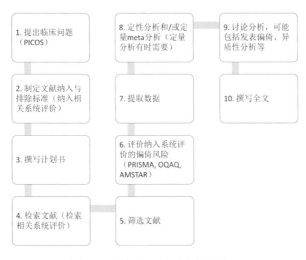

图 6-5 系统评价再评价制作流程

Overviews 的制作流程与常规干预试验系统评价 /Meta 分析很类似，不同之处体现在下面三个步骤：第 4 步，文献检索，常规干预试验检索原始研究，系统评价再评价检索已经发表的相同主题的系统评价 /Meta 分析。第 6 步，上节中我们已经提及，原始研究的偏倚风险评估采用考克蓝的随机对照试验偏倚风险评估工具，而系统评价 /Meta 分析的质量评估工具我们较常用的评价标准有 PRISMA，OQAQ 和 AMSTAR 等。第 8 步，目前系统评价再评价多以定性分析为主，而常规干预试验系统评价常常含有定量的 Meta 分析。

此处我们提一个问题，系统评价再评价应该以定性分析为主还是以定量合成为主？或者说系统评价再评价进行定量分析是否妥当？笔者认为对纳入的系统评价进行定量合成在统计学上是欠妥当的，读者对此应该采取谨慎的态度。我们可以举一个简单例子做出解释，比如我们检索到 4 篇系统评价 /Meta 分析评估了 A vs. B 的疗效，这 4 篇系统评价 /Meta 分析分别纳入了 8、9、11、13 篇原始研究，其中重叠的有原始研究至少有 8 篇，假定我们把 4 个系统评价的结果直接 Meta 合并，相当于我们把重叠的 8 篇研究重复计算了 4 次，这在统计学上增大了假阳性错误的概率，显然是行不通的。一个变通的做法是把所有的原始研究全部检索到，提取原始研究的数据，注意避免重复提取数据，然后把原始研究的数据进行 Meta 合并。事实上，我们在阅读系统评价再评价的报告时，经常会看到作者把相同主题的原始研究，既往已经发表的系统评价 /Meta 分析进行 Overview，而往往仅把原始研究的结果合并，既往发表的系统评价一般只是做定性描述，这是较为科学的做法。

关于系统评价再评价批判性阅读的原则，并未有文献明确报道过，目前也没有系统评价再评价的报告规范可以使用，但我们可以参照常规干预试验系统评价报告规范 PRISMA 声明，文献批判性阅读的一般性原则在此也是适用的。系统评价是二次研究，系统评价再评价是基于二次研究的，这种研究类型可以看做是一种三次研究，如果其纳入的系统评价有偏倚，那么系统评价再评价有很大可能叠加这种偏倚，最终得出错误的结论，误导读者。因此，系统评价再评价在制作过程中要对纳入的系统评价 /Meta 分析进行严格的风险偏倚评估，读者在阅读系统评价再评价时也应该以批判性的眼光来看待。以下几条原则，读者在阅读系统评价再评价的报告时可以参考：第一原则：原始研究的质量决定了系统评价 /Meta 分析的质量，而系统评价 /Meta 分析的质量决定了系统评价再评价的质量！作为读者，需要去追溯系统评价再评价背后的原始研究的质量，切忌"人云亦云"。系统评价再评价背后的原始研究应该基于高质量的原始研究。第二原则：系统评价再评价的检索应该是全面的，理论上说应该囊括同一主题的几乎所有已发表的原始研究和系统评价 /Meta 分析。第三原则：系统评价再评价采用了合适的系统评价质量评价标准对纳入的系统评价 /Meta 分析进行了质量评估。第四原则：系统评价再评价需要对纳入的系统评价 /Meta 分析进行综合的定性评估，而非简单的罗列结果。

综上，我们总结了系统评价再评价的制作流程，批判性阅读的一般原则，希冀对读者有一些启发。其中部分观点仅代表笔者个人观点，有不同看法的读者欢迎与我们一起讨论。

参考文献

[1] Higgins JPT, Green S,eds. Cochrane Handbook for Systematic Reviews of Interventions Version 5.1.0[updated March 2011][R/OL]. http://www. cochrane-handbook.org.

[2] Oxman AD, Cook DJ, Guyatt GH. Users Guides to the Medical Literature. VI. How to Use an Overview for the Evidence-Based Medicine Working Group[J]. JAMA, 1994, 272(17):1367-1371.

[3] Shea BJ, Grimshaw JM, Wells GA, et al. Development of AMSTAR: a measurement tool to assess the methodological quaIitv of systematic reviews[J]. BMC Med Res Methodol, 2007, 7:10.

3

什么是网状 Meta 分析

周支瑞　李　博　张天嵩

前文述及，自 1983 年 Furberg 发表了卫生保健领域的第一篇临床对照试验的系统评价（systematic review，SR）"心肌梗塞后抗心律失常药物对病死率的效果"起，至今已有 30 余年。这一医学文献研究新范式随着循证医学的发展得到了广泛的发展，截至 2017 年 4 月 20 日，笔者以"｛（systematic review[Title/Abstract]）OR meta-analysis[Title/Abstract]｝OR "Meta-Analysis" [Publication Type]"为检索词在 PubMed 中共检索到了 167711 条题录。而截至同样的时间，PubMed 收录的生物医学文献的总数量是 2700 万，可见系统评价已经是生物医学领域一类数量相当巨大的文献。而系统评价从最开始的临床对照试验系统评价发展到今天，已经发展出多种新的形式，常见的系统评价的形式，如图 6-6 所示。

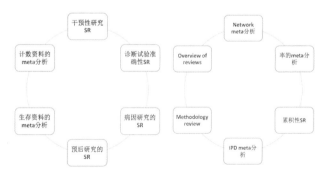

图 6-6　系统评价的类型

图 6-6 中的"干预性研究系统评价"是我们系统评价领域最常见的类型，也是方法学最为完善的类型，其他类型的方法学多自此衍生，只是具体的统计算法上有差异。这一基础类型系统评价对于大多数医生来说并不陌生。既然我们这一系列文章是科普性质的，那我们举个简单的例子来解释下这种最为常规的系统评价的研究范式。比如，我们在临床上用于治疗某一特殊类型原发型肾病的药物有两种：A 药和 B 药，但哪种药物效果更好一点，未有定论，假定我们检索到已经发表的原始临床研究有 10 篇左右，一些研究认为 A 优于 B，一些研究认为 B 优于 A。还有两个研究认为 A 与 B 无差别，对于读者来说就会对这些结果感到困惑，我们到底该相信谁呢？这种情况是最适合做系统评价来评估的，其实这也是一个选题的问题，但系统评价发展到今天，像这样容易开展的研究 idea 是越来越少了。上述的情况是两种干预措施的比较，相对简单和常见，我们在临床上还遇到另外一大类问题：假定我们现在治疗某一特殊类型原发型肾病的药物有 A 药和 B 药，但直接比较 A 药与 B 药的临床研究罕见甚至没有，但有一些对照试验比较了 A 药与安慰剂 C 治疗这种特殊类型原发性肾病的疗效，还有一些研究比较了 B 药与安慰剂 C 治疗这种疾病的疗效，这种情况我们是否可以实现 A 药与 B 药的比较呢？事实上这类问题在医学领域还是很常见的，也是临床医生很关心的问题。这时我们可以通过安慰剂这个媒介实现 A 药和 B 药的比较，如图 6-7 所示，即是我们经常提到的间接比较（Indirect Comparison）关系图。

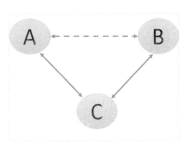

图 6-7 间接比较示意图

　　图 6-7 是一种常见的间接比较，也是本文介绍网状 Meta 分析（Network Meta-analysis）的最基础的表现形式。下面我们再提出一个临床实践中经常遇到的一类问题。我们设置这样一个临床场景，大家可以想象一下，假定我是一个消化科的医生，某天接诊了一个消化性溃疡的患者，幽门螺旋杆菌检测为阳性，对于这种患者我们一般会选择质子泵抑制剂用于根除幽门螺旋杆菌，常用的质子泵抑制剂至少有 5 种，如果按照不同药厂的产品分类，可能种类更多，如此繁多的种类，作为医生该如何选择？可能很多医生都会有类似的困惑。我们能否把这些质子泵抑制剂按照疗效优劣排个秩出来？答案是肯定的，网状 Meta 分析就可以较好的解决这个问题，可以按照某种结局指标把这些药物排秩，为临床医生决策提供参考。其实类似的临床问题还很多，信手拈来，比如治疗原发性高血压的 β 受体阻滞剂有很多种，到底该如何选择？图 6-8 即为各种干预措施的网状关系图。

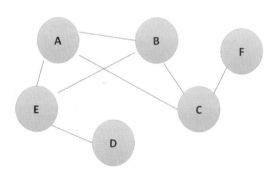

图 6-8　网状结构关系图

　　以上我们用通俗的语言介绍了间接比较（Indirect Comparison）与网状 Meta 分析（Network Meta-analysis），有时我们在文献阅读时看到的 "mixed treatment comparison（MTC）" "multiple treatments meta-analysis"等都可以归为"Network Meta-analysis",翻译过来统称为网状 Meta 分析或网络 Meta 分析,笔者更推荐前一种翻译。如果一定要给网状 Meta 分析下一个定义,也许下面这段话比较合适:网状 Meta 分析(network meta-analyses,NMA)可以同时进行直接与间接比较,即使是相比较的两种治疗药物从未进行过直接对比,该分析方法可以将一系列不同治疗方法随机临床试验数据汇总,然后就给定的治疗终点进行点及可信区间估计,同时对不相关性进行评估,又称为"混合治疗比较(mixed treatment comparison,MTC)""多种干预措施 Meta 分析(multiple treatments meta-analysis,MTM)"等。网状 meta 分析的产生有其现实的临床意义,是一种在传统系统评价基础上发展起来的系统评价的新类型,其制作原则与结果解读我们将在后续文章中进行科普。

参考文献

[1] Furberg CD. Efect of anti-arrhythmic drugs on mortality after myocardial infarction[J]. Am J Cardiaol, 1983, 52:240-248.

[2] Lumley T. Network meta-analysis for indirect treatment comparisons[J]. Stat Med, 2002, 21 (16):2313-2324.

[3] Higgins JPT, Green S,eds. Cochrane Handbook for Systematic Reviews of Interventions Version 5.1.0[updated March 2011][R/OL]. http://www.cochrane-handbook.org.

[4] 张天嵩,董圣杰,周支瑞.高级 meta 分析方法:基于 stata 实现[M].上海:复旦大学出版社,2015.

点评

自第一篇现代意义上的系统评价至今,系统评价方法已被广泛用于临床医学、公共卫生和卫生决策之中,其发表数量也迅猛增长，由于系统评价通常只比较 2 个干预措施，面对多种干预措施时，如何筛选最有效、安全的方法以提高卫生保健质量，常常是临床决策的一大难题，而网状 Meta 分析方法的出现，为解决上述问题提供了可能。网状 Meta 分析是基于多个研究分析两个以上干预措施之间间接比较结果（主要是调整间接比较）或直接比较结果与间接比较结果的合并结果（混合治疗效应）的 Meta 分析。本文以图的形式呈现了常见的系统评价的形式，是读者更容易理解系统评价的发展，并以干预性研究系统评价为例引入了间接比较价值，同时通过关系图的形式呈现来了间接比较，便于读者理解。在此基础上，作者以临床场景中出现的问题，采用问题的形式引出了网状 Meta 分析的定义和干预措施的网状关系图，也说明了混合治疗比较、多种干预措施 Meta 分析与网状 Meta 分析之间的关系。作者采用通俗的语言向读者介绍网状 Meta 分析，使读者更容易理解网状 Meta 分析。

点评专家简介

田金徽，医学博士，中国科学院近代物理研究所博士后，副教授，硕士研究生导师。2015 年荣获甘肃省普通高等学校青年教师成才奖。全国高等学校循证医学类教材编写委员会常务委员、中华医学会临床流行病学与循证医学专业委员会青年委员、中国医师协会循证医学专业委员会青年委员。以第一作者或通讯作者发表 SCI 论文 20 余篇。主编《诊断试验系统评价 /Meta 分析指导手册》和《网状 Meta 分析方法与实践》。

4

网状 Meta 分析制作方法简介

周支瑞　李　博　张天嵩

上一篇文章我们用通俗的案例介绍了什么是网状 Meta 分析，本文继续向读者介绍网状 Meta 分析的制作方法。事实上，网状 Meta 分析的制作方法与常规干预试验系统评价 /Meta 分析制作方法类似，最主要的区别在于统计分析方法和结果报告。事实上其他特殊类型的 Meta 分析与常规系统评价 /Meta 分析相比区别最大的地方也在于统计分析方法。可见统计学的重要性。那我们先简单回顾下常规 Meta 分析的制作方法，如下图 6-9 所示，即我们通常所说的"十步法"。也有学者提出"八步法"，即下图中第 3 步与第 10 步不考虑在内即是所谓的"八步法"，二者的本质是一致的。

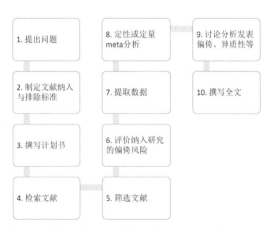

图 6-9　常规干预试验系统评价 /Meta 分析制作流程

前文所述，网状 Meta 分析的制作方法与常规干预试验系统评价 /Meta 分析类似，笔者对网状 Meta 分析大体流程进行了总结，其制作步骤如下图 6-10 所示，笔者将其总结为"十步法"，供读者参考。其与常规系统评价最大的不同点体现在统计方法与结果报告上，网状 Meta 分析基本的统计分析顺序与结果报告应包括以下方面：①网状关系图的绘制；②一致性检测；③进行网状 Meta 分析的运算；④秩排序图的绘制。

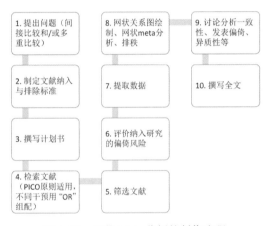

图 6-10 网状 Meta 分析的制作流程

其中网状结构图的绘制，方法很多：Stata、R 软件等都可以实现，其中以 Stata 最为方便。下图 6-11 展示了一个基本的网状关系图，这种图的画法比较简单，读者可以参考《高级 Meta 分析方法：基于 Stata 实现》中的具体的绘制方法与 Stata 软件的命令语句。

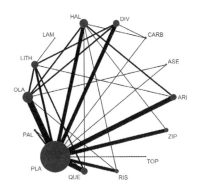

图 6-11　网状结构关系图

　　网状结构图中的节点表示不同的干预措施，节点和连线是按照含有直接比较干预措施的样本量大小和研究数量加权的。节点越大表示相应的直接比较中对应的干预措施的样本量越大，连线越粗表示对应两两直接比较（Pairwise Meta-analysis）的数量越多。

　　这里所说的一致性检测，读者需要理解其含义，不能与常规干预试验系统评价/Meta 分析相混淆。我们可以这么理解这个问题，假定我们在一个网状 Meta 分析中纳入了 10 篇研究，这 10 篇研究共计探讨了 A、B、C、D、E 5 种干预措施的疗效，其中有 3 个研究直接比较了 A *vs* B，其他 7 个研究都未直接比较 A *vs* B，这样我们可以对 3 个有直接比较的进行合并，得到一个常规 Meta 分析的结果，我们一般称作直接比较结果，同样我们基于网状 Meta 分析的统计方法可以得到一个混合比较（直接比较 + 间接比较）的结果，我们把直接比较结果与间接比较的结果进行对比，如果两个结果一致，说明一致性好，如果不一致甚至截然不同那么说明一致性差，这是一种较通俗的解释。这种一致性或者不一致性是可通过统计学方法检测，这也是网状 Meta 分析最具挑战性的统计学问题。目前至少有四种统计模型可用于检验这种一致性或者不一致性：Lumley 模型、Lu-Ades 模型、Dias 模型、Higgins 模型，具体的操作方法读者朋友也可以参考《高级 Meta 分析方法：基于 Stata 实现》相关章节的介绍，书中提供了数据，Stata 软件计算的代码，还有结果解读。此处还需要强调的是，在以往的网状 Meta 分析报告中，往往通过森林图的形式展示直接比较与间接比较的结果，而未关注一致性或者不一致性的问题，按照 2015 年发表的网状 Meta 分析的报告规范，这种做法以现在的观点来看是不妥当的，有关网状 Meta 分析的结果报告与批判性阅读我们将在下一篇文章中继续介绍。

网状 Meta 分析结果的计算以及疗效排秩等主要有两大类统计方法：一大类是基于频率学派的方法，一大类是基于贝叶斯学派的方法；分析策略上也两种：一类是基于比较的策略（contrast-based approaches：which focus on modeling the relative treatment effects, for example, ORs, comparing treatments），一类是基于研究组或者叫基于臂的策略（arm-based approaches：which focus on modeling the event proportions for each treatment arm）。具体的统计学原理与软件操作方法感兴趣的读者可以参考笔者主编的《实用循证医学方法学》（第 2 版）以及《高级 Meta 分析方法：基于 Stata 实现》相关章节的介绍。笔者在此也进行了简单的总结，如表 6-1 所示，每种统计方法的原理与具体操作方法读者可参阅以上两本方法学教材，也可参阅对应统计软件自带程序包的帮助文档，此处不再做详细说明。

表 6-1 网状 Meta 分析的统计模型与统计方法

统计模型（四大主要模型）	实现方法与软件
Hierarchical model	Bayesian framework using WinBUGS or OpenBUGS R: gemtc SAS: proc genmod, proc glimmix
Meta-regression model(Lumley)	WinBUGS or OpenBUGS R: nlme Stata: metareg SAS: proc mixed
Multivariate meta-analysis model	WinBUGS or OpenBUGS Stata: mvmeta R: mvmeta SAS: proc mixed
Linear model using a two-stage approach	WinBUGS or OpenBUGS STATA: metareg or mvmeta SAS: proc mixed R: self-programmed available routine

　　由于 R 软件普及度越来越高，很多读者选择用 R 软件来实现网状 Meta 分析，笔者也推荐用此软件进行网状 Meta 相关的统计分析。下面我们简单介绍下 R 软件实现网状 Meta 分析的必要准备，以及对表 6-2 中 3 个 R 程序包进行必要的解释。首先我们需要下载安装 R 软件（http://www.r-project.org）；其次我们还需要下载安装 JAGS（Just Another Gibbs Sampler）软件（https://sourceforge.net/projects/mcmc-jags）；最后在 R 软件中安装 rjags、gemtc 或 netMeta 或 pcneMeta 等必要程序包。此处需要说明的是 gemtc 与 pcneMeta 等基于贝叶斯方法的程序包需要事先正确安

装 JAGS 软件才能使用，即上述二步操作必不可少。R 软件中用于网状 Meta 分析 3 个程序包的比较如下表 6-2 所示。每个程序包的原理与编程方法读者可参阅以上两本方法学教材，也可参阅对应统计软件自带程序包的帮助文档，此处不做详细说明。网状 Meta 分析结果报道一般有如图 6-12 或图 6-13 的形式。

表 6-2　R 软件中用于网状 Meta 分析的 3 个程序包的比较

R 程序包	gemtc R package	pcnetmeta R package	netmeta R package
分析策略	arm-based/contrast-based	contrast-based	arm-based
统计方法	贝叶斯	贝叶斯	频率学
主要函数	mtc.run()	nma.ab()	netameta()
主要功能	效应量比较 绘制网状结构图 绘制森林图 一致性（不一致性）检验	效应量比较 绘制网状结构图	效应量比较 绘制网状结构图 绘制森林图 一致性（不一致性）检验 异质性检验

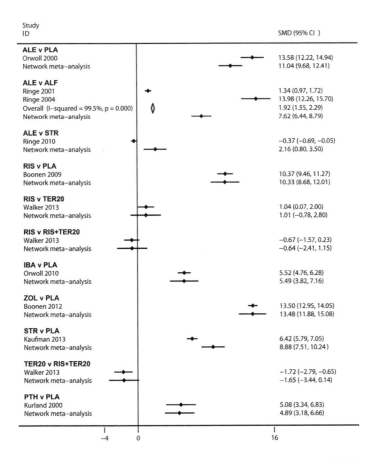

图 6-12　网状 Meta 分析结果展示范例（直接比较与网状 Meta 结果）

　　ALE, PLA, PTH 等表示不同的干预措施。每个比较里分别展示了直接比较与网状 Meta 分析的结果及 95% 可信区间。

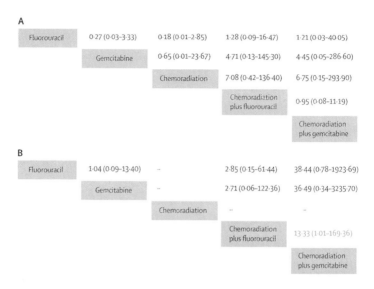

图 6-13 网状 Meta 分析结果展示范例

A，B 分别代表不同的结局指标，红色框代表不同的干预措施。数字部分显示为两两干预措施比较的结果，此处为网状 Meta 分析结果。

网状 Meta 分析还有一个重要的结果，即秩排列的结果。不同干预方式的疗效排序可通过 WinBUGS，OpenBUGS，JAGS 软件计算，也可以通过 R 软件的 gemtc R package 或 pcnetmeta package 计算，同时可以方便地以图形的形式展示 [Rankogram、the surface under the cumulative ranking curve（SUCRA）图]；Stata 软件中的 SUCRA 命令可以方便地给出 Rankogram（排序概率 - 秩次曲线）及 SUCRA 图（累计排序概率 - 秩次曲线），同时可以给出 SUCRA 值及平均秩次。判读标准是若某种干预措施的 SUCRA 值接近 1，则表示其总是排在第一位，若接近 0 则总是排在最后。秩排列的结果如图 6-14 和图 6-15 所示。两种图形横轴为排序 1~5 的秩次，纵轴分别为秩次的概率及累计概率；在五种干预措施中，ASA+DP 排在第 1 秩次的概率最大，由 SUCRA 图可知其排第 1 秩次的累积概率大约为 90%，曲线下面积最大；同时 ASA+DP 的 SUCRA 值为 96.9%，提示其为"最佳"干预措施。

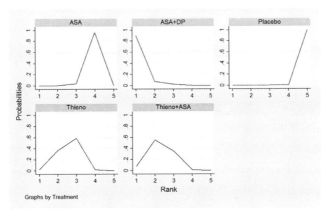

图 6-14　Rankogram 图

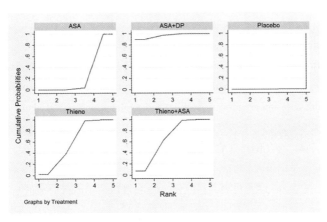

图 6-15　SUCRA 图

　　综上，我们简单介绍了网状 Meta 分析制作方法、流程、需要的统计学模型与必备的软件以及结果解读。具体的 Step by step 的软件操作方法，感兴趣的读者可以参考笔者主编的《实用循证医学方法学》（第 2 版）以及《高级 Meta 分析方法：基于 Stata 实现》相关章节的介绍；也可参阅对应统计软件自带程序包的帮助文档，此处不再做详细说明。

参考文献

[1] 张天嵩, 董圣杰, 周支瑞. 高级 Meta 分析方法：基于 Stata 实现 [M]. 上海：复旦大学出版社，2015.

[2] Lumley T. Network meta-analysis for indirect treatment comparisons[J]. Stat Med,2002,21(16):2313-2324.

[3] Lu G, Ades AE. Combination of direct and indirect evidence in mixed treatment comparisons[J]. Stat Med,2004,23(20):3105-3124.

[4] Dias S, Welton NJ, Caldwell DM,et al. Checking consistency in mixed treatment comparison meta-analysis[J]. Stat Med, 2010, 29(7-8):932-944.

[5] Higgins JPT, Jackson D, Barrett JK, et al. Consistency and inconsistency in network meta-analysis: concepts and models for multi-arm studies[J]. Res Synth Meth, 2012, 3(2): 98–110.

[6] Hutton B, Salanti G, Caldwell DM, et al. The PRISMA extension statement for reporting of systematic reviews incorporating network meta-analyses of health care interventions: checklist and explanations[J]. Annals of internal medicine, 2015, 162: 777-784.

[7] 张天嵩, 钟文昭, 李博, 主编. 实用循证医学方法学 [M].2 版. 长沙：中南大学出版社，2014: 457-477.

[8] Chen LX, Zhou ZR, Li YL, et al. Comparison of Bone Mineral Density in Lumbar Spine and Fracture Rate among Eight Drugs in Treatments of Osteoporosis in Men: A Network Meta-Analysis[J]. PloS one, 2015,10: e0128032.

[9] Liao WC, Chien KL, Lin YL, et al. Adjuvant treatments for resected pancreatic adenocarcinoma: a systematic review and network meta-analysis[J]. The Lancet Oncology. 2013, 14: 1095-1103.

点评

　　笔者用通俗的语言和图示对复杂的网状 Meta 分析的精髓进行了剖析。先将网状 Meta 分析与传统 Meta 分析的制作流程进行了对比，指出网状 Meta 分析制作与与传统 Meta 分析不同之处主要在于统计分析方法和结果报告两方面；然后对网状 Meta 分析常用的统计学模型与必备的软件以及结果解读用简洁的图表进行了描述和展示，将该领域的理论进展进行了梳理，并对具体实践给出了建议和书籍推荐，对提高研究者科学规范制作网状 Meta 分析的水平大有裨益。

点评专家简介

　　孙凤，北京大学公共卫生学院流行病与卫生统计学系副教授，硕士生导师。2009 年于北京大学公共卫生学院获得流行病与卫生统计学专业博士学位，主要研究方向为循证医学与药物流行病学。主持国家自然科学基金、部委等项目十余项。担任中国医师协会循证医学专委会总干事；北京医学会临床流行病学和循证医学会青年委员会副主任委员；中华预防医学会循证预防医学专委会循证医学方法学组副组长；中国药学会药物流行病学专委会委员、青年委员会副主任委员。

5

评网状 Meta 分析的批判性阅读

周支瑞　李　博　张天嵩

尽信书不如无书！这句话用于对临床研究报告的阅读再恰当不过。无论是经典干预试验的系统评价 /Meta 分析还是网状 Meta 分析，其研究结论是来自于对原始研究的总结，是一种二次研究的证据，所以原始研究的质量决定了二次研究的质量。这如同我们炒菜做饭，质量好的食材才有可能烹饪出可口的饭菜。最重要的事情我们最先说，所以对于网状 Meta 分析批判性阅读的首要原则：原始研究的质量决定了网状 Meta 分析的质量！从另外一个角度提示我们，阅读网状 Meta 分析的报告需要去看其有没有对纳入的原始研究的偏倚风险评估。

曾经有朋友与笔者讨论过这样的问题，他准备做一个网状 Meta 分析，但符合纳入标准的随机对照试验仅有 2 篇，其他大部分都是回顾性研究，这种情况还适合做网状 Meta 分析吗？这是一个有争议的问题，可能有些专家认为可以，有些保守的学者可能认为不可以。从统计方法上来说即便纳入回归性的对照研究也是可以计算网状 Meta 结果的，但如此计算的结果会不会引入更多的偏倚？直接比较的结果尚可接受，间接比较与混合比较的结果还可靠吗？笔者对此持有保守的看法，对于网状 Meta 分析批判性阅读的第二原则：网状 Meta 分析纳入的原始研究应该是随机对照试验，而不应纳入回顾性的或其他类型有重大偏倚的研究。

接下来读者可以与我们一起思考下面这个问题，假定我们有两篇系统评价，第一篇常规干预试验的系统评价纳入了 10 个随机对照的原始研究，比较了 A *vs* B 的疗效，最后结果证明 A 优于 B；另外一篇网状 Meta 分析纳入了 25 项研究，比较了 A、B、C、D、E 五种干预措施的疗效，其中也报告了 A *vs* B 的混合比较的结果，A 与 B 疗效没有差别。有些读者可能质疑这是我们杜撰的例子，现实中也许并不会遇到这样的情况，事实是这样的情况时有遇到，直接比较的结果与间接比较结果或混合比较结果不一致。请问读者朋友们，这种情况该如何做出选择？我们到底该信谁呢？笔者在此提出网状 Meta 分析报告批判性阅读的第三原则：当直接比较结果与间接比较或混合比较结果有矛盾的时候，直接比较结果往往更可信。换句话说，直接比较结果的证据级别要高于间接比较或混合比较结果。

以上情况列举了直接比较与间接比较或混合比较不一致的情况下该如何取舍。有时，我们可能遇到更为特殊的情况，比如仅有一篇原始随机对照研究评估了 A *vs* B 的疗效，而我们通过网状 Meta 分析得到了一个可能较为"精确"的结果，但不幸的是间接比较或混合比较的结果与单个原始研究的结论不一致，那我们该怎么办呢？这种情况下，第三原则仍然是适用的。这时，读者也许会产生怀疑，那网状 Meta 分析的作用在哪里？读者朋友请不要悲观，我们在第 3 篇科普文章中已经明确介绍了网状 Meta 分析的价值，当没有直接比较存在的情况下，网状 Meta 分析填补了这个真空，聊胜于无！此外，我们此处罗列的情况并非是常态，如果既有直接比较也有间接比较，而且直接比较与间接比较或者混合比较一致的情况也很常见，这种情况往往是我们"喜闻乐见"的。

以上是一些网状 Meta 分析批判性阅读的基本原则，往往比较大而化之，有没有更细节性标准或者规范来评估一篇网状 Meta 分析报告的优劣呢？答案是肯定的。网状 Meta 分析的报告规范 2015 年全文发表在《内科学年鉴》杂志上。这一声明与常规干预试验系统评价报告规范 PRISMA 声明有很多类似之处，但又具有其网状 Meta 分析报告规范的显著特点，读者可以比照阅读。该规范全文总计 27 个条目，国内两个循证医学中心团队分别独立对此规范进行了翻译。我们把这两个团队专家翻译的结果展示如下表 6-3 所示。笔者在此提出网状 Meta 分析报告批判性阅读的第四原则：一篇高质量的网状 Meta 分析应该报告以下条目中的全部或者绝大多数条目。

表 6-3　网状 Meta 分析的 PRISMA 条目与内容

内容 / 条目	编号	PRISMA 条目要求
标题		
摘要	1	表明本研究是网状 Meta 分析的系统综述（或使用网状 Meta 分析相关术语进行标识）
结构化摘要	2	使用结构化格式，包括： 　　背景：主要目的 　　方法：数据来源；研究纳入标准、研究对象和干预措施；质量评价和合成方法，如网状 Meta 分析 　　结果：研究数量和纳入患者数量；合并值及其置信 / 可信区间；也可对治疗方案的优劣排序进行讨论。作者也可以选择共同对照，对两两比较的结果进行简单总结 　　讨论 / 结论：局限性、结论及主要研究结果的意义 　　其他：资助来源、系统综述注册号与注册名

内容 / 条目	编号	PRISMA 条目要求
引言		
理论基础	3	介绍当前已知的理论基础，包括进行网状 Meta 分析的原因
目的	4	明确描述所研究的问题，包括研究人群、干预措施、比较组、结局及研究设计（PICOS）
方法		
研究方案及注册	5	表明是否事先制定了研究方案，如有，则说明在何处能获得该方案（如网络下载地址）；如有可能，还应提供注册号等注册信息
纳入标准	6	详述文献的纳入标准，包括研究特征（如 PICOS、随访时间等）及报告特征（如发表年份、语言、发表状态等），并说明其理由。阐明该网状 Meta 分析涉及的干预措施，并且注明该网状图中是否存在多个干预措施合并为一个结点的情况（并说明理由）
信息来源	7	介绍检索的全部信息来源（如文献数据库及其时间跨度、为获得其他研究信息而跟作者联系）及最新的检索日期
检索	8	至少报告一个电子数据库的完整的检索策略，包括所使用的限制项，以保证该检索结果可被重复
研究选择	9	描述研究选择的过程，如筛选、合格性评估、纳入系统综述和 Meta 分析的过程等
数据提取	10	描述从研究报告中提取数据的方法（如经过预实验后完善数据提取表，双人独立、重复提取数据等），向原始研究的作者索取和确认数据的过程
数据变量	11	列举和定义所有变量（如 PICOS，资助来源等），并对变量的任何假设和简化形式进行说明

续表

内容 / 条目	编号	PRISMA 条目要求
网状图	S1	描述网状图的评估方法以及潜在的偏倚；包括数据是如何整合成网状图的，以及如何在网状图中体现证据的基本特征
单项研究偏倚	12	描述单项研究偏倚风险的评价方法（说明评价是针对研究还是仅针对结局），并描述在数据合并中将如何使用偏倚评价的结果
效应指标	13	说明主要的效应测量指标（如相对危险度 RR、均数差等 MD）。并对其他效应评价指标进行说明，如干预措施排序和 SUCRA 值，以及呈现 Meta 分析。合并结果的修正方法
分析方法	14	描述每一个网状 Meta 分析进行数据处理和结果合并的方法。这部分内容应该包括，但不局限于以下： 多臂研究的处理； 方差结构的选择； 贝叶斯分析先验分布的选择； 模型拟合的评估
不一致性评估	S2	描述网状 Meta 分析中直接比较和间接比较的一致性评估的统计方法，以及存在不一致性时的处理方法
研究集的偏倚	15	对于可能影响合并结果的偏倚（如发表偏倚、研究内选择性报告结果等），应说明其评估方法
其他分析	16	描述其他分析方法，并说明哪些是事先计划的分析。这部分内容应包括但不局限于以下内容： 敏感性分析或亚组分析； Meta 回归； 网状图的其他构建方法； 贝叶斯分析中选用不同的先验分布（适用时）

续表

内容 / 条目	编号	PRISMA 条目要求
结果		
研究选择	17	分别描述筛选、合格性评价以及纳入到综述的研究数量，并说明各阶段排除的理由，最好列出流程图
网状结构呈现	S3	提供一个网状图，使得干预措施间的关系可视化
网状图概括	S4	简要概括网状图的特点。这部分内容可以对单个干预措施和两两比较时所涉及的研究数量、受试者数量，以及对网状证据结构中直接证据的缺失情况和可能存在的潜在偏倚等信息进行解读
研究特征	18	对每个进行信息提取的研究，应描述各研究的特征（例如样本量、PICOS、随访时间等），并提供引文出处
单项研究内部偏倚	19	展示各单项研究可能存在偏倚的相关数据，如有可能，列出偏倚对结局影响的评价结果
各单项研究结果	20	对所有结局指标（获益或危害），每个研究均应展示：1）每个干预组的汇总数据；2）干预组之间的效应估计值及其置信区间。当涉及较复杂的网状信息时，展示方法可适当调整
合并的结果	21	展示每项 Meta 分析的结果，包括置信 / 可信区间。在复杂的证据网状中，作者可以重点关注和某个特定对照（如安慰剂或标准治疗）的比较，并在附录中呈现此结果。可以考虑使用效应对照表和森林图来展示相互比较的结果。若采用了其他综合测量指标（如干预措施排序），该结果也需要呈现
不一致性检验	S5	描述不一致性分析的结果。这部分内容可能包括：用于比较一致性和不一致性模型的拟合优度指标、模型间统计学检验的 P 值、对网状图局部不一致性估计的结果等信息

续表

内容 / 条目	编号	PRISMA 条目要求
研究集的偏倚	22	展示研究集中可能存在的任何偏倚的评估结果
其他分析的结果	23	如进行了其他分析，需描述其结果（如敏感性分析、亚组分析、Meta 回归分析、网状图的其他构建方法以及贝叶斯分析所选用的先验分布等）
讨论		
总结证据	24	总结研究的主要发现，包括每一个主要结局指标的证据强度；考虑这些结果对主要利益相关者（如卫生服务提供者、使用者及政策制定者）的参考价值
局限性	25	探讨研究层面及结局层面的局限性（如偏倚风险），以及系统综述层面的局限性（如未能获得所有相关研究、报告偏倚等）。讨论前提假设的符合程度，如可传递性和一致性。以及对构建网状结构图的相关问题进行说明（如未纳入某特定比较的原因）
结论	26	结合其他相关证据，提出对研究结果的总结性解读，及其对进一步研究的启示
资助		
资助来源	27	描述该系统综述与网状 Meta 分析的资助来源和其他支持（如提供数据），及资助者在完成该系统综述中所起的作用。这部分信息应包括：资助是否来自于利益相关的药厂以及作者之间是否存在专业上的利益冲突，以判断是否可能影响到该网状 Meta 分析中干预措施的推广使用

综上，我们对网状 Meta 分析的批判性阅读的一些简单原则做了总结，自此我们介绍网状 Meta 分析的三篇科普文章就全部结束了，希冀对读者朋友们有所启发。

参考文献

Hutton B, Salanti G, Caldwell DM, et al. The PRISMA extension statement for reporting of systematic reviews incorporating network meta-analyses of health care interventions: checklist and explanations[J]. Annals of internal medicine, 2015, 162: 777-784.

第七章

循证文化

1

循证道，非常道——
无为而无不为

总听到大家说，循证方法，而实际上，循证医学没有自己的方法。

首先，我们见到了太多对循证不正确的理解，谁说的都有可能是不正确的，我们一起来讨论。

第二，我希望循证变得简单起来，就是要用很简单的话，来让大家印象深刻地明白一个道理，所以，我选择了极端的方法。

第三，我在矫枉过正。这也是一些同道和我的心灵相通，是的，循证并非要指导临床，很多伪循证的观点，给循证扣上了要指导临床的帽子，引起了很多医家的反感，造成了不必要的误会，实际上，循证是非常低调的，客观冷静地展现是循证的初衷。

同样，今天我要说的是，循证没有方法。不要奇怪，让我们一个一个看。

第一，循证非常重要的是检索，我们命名为循证检索，这是我在丁香园发的第一个帖子。这是重要的方法，但是，众所周知，循证的提法之前，检索早就有了，你能说，循证检索就是循证的方法吗？

第二，循证具有典型代表的 Meta 分析。Meta 分析的前身源于 Fisher 1920 年"合并 P 值"的思想；1955 年由 Beecher 首次提出初步的概念；1976 年心理学家 Glass 进一步按照其思想发展为"合并统计量"，称之为 Meta 分析，至此，Meta 分析已经很成熟了，但是循证的启蒙思维还没有呢，直到 1979 年英国临床流行病学家 Archie Cochrane 提出系统评价（Systematic Review，SR）的概念，并发表了《激素治疗早产孕妇降低新生儿死亡率随机对照试验的系统评价》，Meta 分析也进入了循证的大家庭。

第三，系统评价 Meta 分析中的 *OR*、*RR* 等统计学参数以及森林图，这些都产生于循证的概念之前，这些统计的方法，不是循证所特有的。

第四，系统评价也产生于循证之前，在 Cochrane 协作网注册题目之前，也有其他的系统评价的发表和制作。

第五，最重要的是，临床医学是最早产生的，这个循证的核心，是无论如何不会等到循证的出现的。

综上所述，循证其实没有什么方法，这些方法都产生在循证之前的。但是，为什么循证的出现可以一统江湖，把这些内涵都加入到循证的大家庭呢？这有点像道家，无为而无不为的境界了。

点评

我们常认为循证医学学科的三大支撑体系是：信息检索学、医学统计学、临床流行病学，基于这三大支撑，逐渐形成当前丰富多彩的循证方法学体系。追本溯源，循证医学其实本没有严格意义上自身的方法学，但却能在当前的临床医学领域中，左右逢源，方兴未艾，立于不败之地，好似中国的太极拳，借力打力，御劲而用，无招而胜有招。求其原因，恐怕在于循证医学真正做到了将方法学和临床连接，着眼临床，扎根临床，反馈临床，为枯燥的方法学注入了生命的活力，也找到了探索临床规律的又一把"金钥匙"。这恐怕就是循证医学孜孜以求的"道法"吧！

点评专家简介

陈昊，医学博士，南京中医药大学第二临床医学院教学科研办公室主任。兼任中国针灸学会针灸临床分会副秘书长，国际指南协作网（GIN）成员，GRADE 工作组成员，中国医师协会循证医学专委会青年委员，中国预防医学会循证医学专委会方法学组副组长，《中国循证医学杂志》《上海针灸杂志》编委。主要从事中医药循证评价，中医药临床实践指南方法学、针药结合的临床应用及评价的研究。

2

循证是医生的综合医力

记得在十多年前聆听华西各位循证前辈的讲座，耳提面命，醍醐灌顶，为我打开了循证世界的大门，也让我的临床思维变得更加明朗和开阔，知道自己要干什么，并知道该怎样来实现自己医学事业的鸿鹄之志。

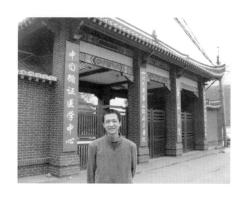

讲座中刘鸣老师的一句话，至今仍让我印象非常深刻。她说："对

于一个医学生，目前必须掌握的有，电脑，外语，而循证医学是和它们一样的，即将成为 21 世纪的医生必须具备的技能。"

上次我说道，循证没有方法——无为而无不为，循证其实没有什么方法，很多方法都产生在循证之前的。但是，为什么循证的出现可以一统江湖，把这些内涵都加入到循证的大家庭呢？这有点像道家，无为而无不为的境界。实际上，真实、复杂而平静的循证用高屋建瓴的思想，让循证成为综合医力的展现。

医学的复杂性和不确定性是它的魅力，让我们充满了探索的期待和迷茫，虽然人类走到今天，对很多事物，甚至几万光年之外的宇宙都有了了解，能让山河让路，让卫星上天，可是对于自己的了解，还是远远的不够，表现在身体方面，最主要的就是疾病的治疗。

任何一个名医或者明医，对于任何一种疾病的诊疗，永远都没有 100% 肯定的把握，新出现的情况层出不穷，不停地更新着我们的观念。而且我们坚信，我们不知道的，远远多于我们知道的。

正是在这种情况下，循证的思维应运而生，它告诉我们医学的真谛和我们应该有的循证思维。让客观冷静目光面对瞬息万变的医学现象，逐渐一步一步的接近真理。

虽然循证并没有自己土生土长的方法，然而，循证的思维，让这些方法成为综合医力的展现，一个国家的实力需要多个方面和层面的评估，而一个医生的医力，同样也需要掌握更多的技能和敏锐进取的思维。

第一，综合医力首先表现在你的临床技能，这和循证要求的个人经验丝丝入扣，所有的目的都是为临床诊治患者所服务的，无论多么精彩的世界，都是围绕临床的电子，都不能让我们偏离了临床诊治的这个电子核。

第二，循证的综合医力，要求医生要熟知临床流行病学的内涵，这可以擦亮我们循证的眼睛；要知道擦亮的方法，让我们不人云亦云，准确的判断汗牛充栋的研究，孰真孰假，保持清晰的头脑。

第三，循证文献检索，这是医生应当具备的综合医力之一，如同综合国力的人文素质。循证检索是基于普通检索的进一步发展，寻找最新的临床证据，准确定位临床问题，这一能力，可以广泛的了解相同领域的世界顶级研究，促进相同疾病的资源共享和交流，利于疾病的深入研究和应对措施的探讨进步。

第四，循证综合医力之医学统计学，涵盖在 Meta 分析之中，在临床流行病学中也能见到她的影子，这个说起来就让我们头痛，但是没办法，循证需要我们了解的仅是一点点，一点点的统计知识，然而原理还是应该了解的，WMD，*OR*，*RR*，可信区间，*P* 值，循证医学之森林图的意义，非常重要，我们需要读懂她。

第五，综合医力，就是要我们整体把握循证理念。这个境界需要你跳出循证繁琐的计算和亚组分析，从整体看待循证的目光。就像临床医师治疗疾病，各种理化指标是机器告诉你的，我们治疗的面对的是患者，不看到患者，不和他沟通是不能够诊疗的，循证也一样，这些数字是不能够给我们判断和决策的，决策的是我们医生的智慧。因为你必须具有循证的综合医力。

循证是我们的综合医力的体现，目的就是把这一切都运筹帷幄，综合分析，为患者制定最合理的诊疗方案。每一次诊疗，我们都应当发挥我们的循证综合医力，让诊疗更加科学，合理，人性化和充满智慧的美丽。

让我们用平静的心，努力提高自己的循证综合医力，展开循证的翅膀，一起在医学的天空翱翔。

点评

作者用非常流畅平实的语言简洁易懂地介绍了循证医学主要内容。在以科研论英雄的年代，作者实事求是的肯定了临床这个核心，循证围绕临床为临床服务。作者提出综合医力的概念，从五方面介绍了循证医学的主要内容及内涵。使得读者瞬间领悟循证对临床的重要性，也深切感受作者对循证医学掌握得游刃有余，仿佛已入手中无剑、心中也无剑，信手拈来便是剑的段位。

李博把循证医学的基本理论通俗化，讲解很有意义，我们有些医生确实开始循证了，他们把这两个字理解成大约两个凡是：一、凡是看病就要有化验、检查结果（证据）；二、凡是看病就要搬教课书或指南或共识（证据）。结果是同样一个问题，指南和共识修改了，他也跟着改，下级医生（没有时间出去开会学指南和共识）在不到一年时间，可以听到一个问题有相反的结论，结果是无所适从，事实上这位上级大夫的"循证医学"似乎成了他学术水平高超的证据。

特别希望临床医师不要走进循证的误区。很多人看到伪循证，就产生了对循证的抵触，我们要知道，怎样才是循证的精髓和思维。自己要有主见和判断，也是同样重要的。

点评专家简介

郭玉红，副主任医师，副教授，硕士生导师。曾任首都医科大学附属北京中医医院急诊科副主任、ICU 主任，现任首都医科大学附属北京中医医院医务处处长，北京中医医院顺义医院急诊与 ICU 主任。

兼任国家中医重点专科急诊协作组秘书、中国民族医药学会急诊医学分会秘书长、中华中医药学会急诊分会常委兼副秘书长、中国病理生理学会危重病医学专业委员会委员、北京中西医结合学会急诊分会副主委兼秘书长、中华中医药学会医院管理分会委员、世界中医药学会联合会医院感染管理专业委员会理事、中国医疗保健国际交流促进会中医分会委员、北京中西医结合学会行业自律委员会副主委、北京医院协会医院管理评价委员会委员、北京医院协会医院管理与发展委员会委员、北京中西医结合学会灾害救援委员会委员、北京中西医结合学会信息化专业委员会委员等职。

主持局级以上课题 4 项，作为骨干参与国自然、科技部重大新药创制及十三五科技重大专项课题 4 项，参与省部级课题 2 项。主编及副主编著作 3 部，作为编委参编教材 3 部，参编其他著作 6 部，发表论文 90 余篇。作为导师及副导师培养硕士 10 名。

3

大众点评与循证决策

大众点评是我们熟知的餐饮评价重要参考。你在外出就餐之前是否参考过上面提供的餐饮信息呢？

如果仔细阅读一些自己熟知的餐饮名店的点评，你会发现，点评的语言都非常的贴切，常常会和自己的想法不谋而合。从就餐环境、服务水平、价格、菜品质量，都会有所涉及。如果你确实到过这家餐厅，你会发现，很多语言会说到你的"心坎里"。

这些都是来自于美食家的亲身感受，所以，描述的语言才那么让人有共鸣。这些评价都是基于证据的评价和实践的体会，所谓实践出真知，在这个不断实践的过程中，我们不断地评价和享受着生活中的美食文化。

循证评价决策和大众点评是一个道理。当我们要诊治患者的时候，我们要看看这个干预措施在别人那里的反馈是怎样的，别人的评价又是怎样。来自临床一线的体会，是我们最希望得到的信息。

循证是什么，就是医学的大众点评。在我们诊疗措施困惑的时候，我们检索一下别人使用这种诊治措施的经验和体会，当我们实践这种干预措施的时候，得到的经验和体会也通过写文章发表出来，让大家共享，发出自己的观点，利于他人的前进。想想看，是不是和我们要出发去吃饭的想法一样呢。

有所不同的是，吃饭不必要经过随机对照，只要切实的体会就好，而诊疗的措施有效的金指标则是随机对照试验后的总结评价。其实，患者和临床医生也并不是最关心这些大型试验结果，他们注重的是切切实实的疗效，能够缓解病情就好。

循证方法学的 GRADE 体系也逐渐认识到这个个体化的诊疗趋势，所制定的最新评价体系也不再肯定以随机对照为最高等级，而更多的关注切实一线，认真严谨、科学设计的诊疗方案，非随机对照试验的 GRADE 评价不一定会低于随机对照试验。

循证决策是一个复杂的过程，但它的原理就是这么简单。评价不是随便做出的，也需要我们认真面对。大众点评网严禁商家的自贴和发帖，并有严格的制度杜绝这一现象，保证点评的真实性。而循证决策前，我们对于证据的建立，我们的发帖，也要基于我们的真实体会。也就是说，我们写的论文，不一定是复杂的随机对照试验，只要是真实的，就是有价值的点评。

临床决策分析的过程中，运用循证思维就是最好的一个方面。

无论怎样，大众点评给我们提供了一个重要的就餐前的参考，以及餐后的交流和信息共享。循证思维的平台，也是这样的目的，是我们临床决策的重要参考和证据使用的后效评价与交流。

运用好大众点评和循证决策，会让你的生活和事业走在理性与美好之间。

但一定记住了，去就餐的是你，临床决策的也是你。医生，才是这一切举足轻重的核心。

4

明盛实衰的循证医学

忽如一夜春风来，千树万树梨花开。

循证医学犹如雨后春笋，在国内各个地方生根发芽。从全球的 Cochrane 协作网，到华西的 Cochrane 中国循证医学中心，再到上海、广州、天津、兰州等地相继成立的循证医学中心，广大的有识之士通过艰苦卓绝的努力，让循证医学融入到了中国医疗事业，也取得了丰硕的成果。

在我看来，这个繁盛的局面下面，却隐藏着衰落的迹象，对此我表示深深的忧虑。

我一直在想，为什么这么有利于患者，有利于医生的思维和方法，并能切实为医生和患者考虑非常冷静的诊疗决策模式，在国内却没有得到重视，以致出现了明盛实衰、明捧实鄙的局面呢？

循证医学的出现，是切实为了广大医生和患者考虑，能够用最佳的诊疗方案来诊疗疾病，提供缜密的思维、有力的证据来进行临床决策，它的出现，绝不是为了 SCI，也不是为了科研的急功近利大跃进。

也许，Meta 分析的文章容易发表在 SCI，以至于在医学研究生中出现了"今天，你 Meta 了没有？"的局面。确实，一篇好的 Meta 分析，需要经过严格的评价，是被 SCI 收录的有价值的文章，然而，做一篇好的 Meta 分析，不是一件简单的事情，重在结果的评价分析，不在于方法的花哨，不在于是否用了合并。同时，我想强调的是，Meta 是循证医学的表象，循证的重点在于临证的思考。

具体参考"反流性食管炎的中西医合作循证诊疗思考"。

另外，由于医疗卫生投入不足，公立医院的运行模式无法做到独立自主，以药养医的模式，带来了很多羁绊。医院首先需要考虑生存问题，这和循证要求有一定的矛盾。

很明显，循证医学不会直接产生价值，反而有可能降低患者的医疗成本，不利于医院的运行。接触了那么多的从事循证的老师，几乎无一例外的是两袖清风，他们热爱这份事业，知道循证的厚重，竭尽全力地普及循证，却无法得到丰厚的经济利益。

临床医生无一例外的忙碌，没有更多的时间来融入循证，大部分的重视都停留在口头上，没有让这份诊疗思维模式深入人心。

在我看来，循证普及的路还有很长要走。路漫漫其修远兮，吾将上下而求索。

建议和努力方向：在各个医院，首先是三级以上的医院成立循证医学临床实践及转化中心，进行循证检索、循证查房以及循证病案书写的培训，完善循证病案的讨论和学习。真积力，久则入。认真的医生可以逐渐熟悉循证诊疗决策，并修正诊疗方案，促进医学科学的发展，造福于健康事业。加大对医生的投入，做更精准的诊疗。

点评

李博兄躬身践行循证医学事业多年，对循证医学深深的情，深深的爱，深沉的忧虑，才会有这么痛苦的体悟，着实令人欣赏。

现实很无奈，我们治病救人从来不是一个单纯的学术问题，更是一个社会问题。我们仅仅是医学工作者，无法也无力强迫现实做出改变。但是，前进的道路，进步的力量终归会占据上风，现实终究将回归医学的本源。

"Meta 分析的文章容易发表在 SCI"，我个人认为，学生，尤其是研究生，通常都要写综述的。与其写一篇滥竽充数的普通综述，还不如指导他们写一篇系统综述，起码能提高一点水平，在写的过程中能对循证医学有所认识。在 SCI 的利益驱动下，他们能在循证医学方面有所长进。他们成为下一代临床医生的时候，如果发现临床问题，"医生其实不愿如此，多数人内心是以治好病为最大的快乐"，如果能存在一点循证思维，采用循证医学的方式解决一点问题，也算是我们没有白费力气。正所谓日拱一卒，功不唐捐，你和我们大家，目前所做的工作也许看上去没有成效，但肯定能为将来医学事业的进步，提供一份力，足矣！

点评专家简介

崔学军，博士，副研究员，硕士研究生导师。上海中医药大学附属龙华医院国家中医临床研究基地办公室主任，中华中医药学会精准医学分会秘书长，中国康复医学会颈椎病专业委员会青委会副秘书长。从事中医药防治脊柱病的临床与基础研究工作，承担国家中医药管理局、国家自然科学基金、上海市科委等各级别课题七项。发表论文 30 余篇，主译著作一部，其中第一作者和通讯作者 SCI 论文 15 篇。

5

必将走向循证道路的中医药

赵国桢　李彦楠　李　博

　　循证医学，即为临床决策提供最佳证据的一门学科，在 20 世纪 90 年代末期被引入中国后，已被广泛应用于西医的临床实践，为西医临床医生提供了科学的诊疗决策。很多中医药循证专家都有相似的观点：中医药领域虽然拥有自己的独特理论，但亦需要同循证医学相结合，这种学科间的碰撞，将是发展中医药学的重要途径之一。

　　我和身边的中医同道们聊到此观点时，通常大多数人是持怀疑态度的，甚至完全不认可。因此，我想以中医临床医生和循证医学研究者的双重身份，以我浅薄的学识，谈谈我对这个观点的认识。

首先，我是非常肯定这个观点的——中医药必将走向循证的道路。但往往这个时候，常会有人质疑我：中医最大的特点就是个体化治疗，每位患者的治疗方式都各有不同；而循证讲究的是标准化，将诊疗规范统一，这从原理上讲就是相背而行的。两个不同方向上的学科，如何产生碰撞呢？

最开始听到这个质疑的时候，我觉得他们说的好有道理！而且现在细细地品这句话，竟依旧完全挑不出错。

后来慢慢琢磨这件事，才终于能明白个所以然。中医是一门历史悠久的学科，其经验性与实践性很强，主要遵循由理论到实践再到经验的成长模式。但中医传承与发展的不足之处，在于其主观性太强，每个人对相同事物的理解可能存在差异，往往使得真理与谬误并存。这也就是为什么同一个病人，可能有的中医疗效好，有的中医没什么疗效的原因吧。

也正是这种真理与谬误并存的关系，使中医的发展与传承受到强大的制约，以致无法在更广的范围内传播与应用，也使得中医医师水平难以普遍提高。

我在讲中医药标准化时常会举一个例子。先以西医为例。在传统医学时代，十个大夫看十个患者，每个大夫都提出了自己的诊疗方案。就好比十个女生要找对象，每个女生心里都有属于自己的一套标准，有的喜欢高富帅，有的喜欢矮穷挫，有的喜欢矮富帅，有的喜欢高穷挫。

这些类型的男朋友，其实和诊疗方案一样，相互之间的差别很大。高代表疗效好、矮代表疗效差；富代表经济性强、穷代表经济性差；帅代表安全性好，挫代表安全性差。

在这些女生之间还没有充分交流的时候，大家每个人都会按照自己的标准去找对象，也就是按照自己的经验给病人制定诊疗方案。后来，循证医学时代到了，女生之间开始频繁交流自己的择偶标准，并且不断对比。正所谓没有对比就没有伤害，通过 N 多次的对比后，大家发现，高富帅才是每个人都想要的那种类型，甚至研究出来，哪怕这个男生矮一点，但是更帅，这样的对象也是很好的。

这时候，一个共识意见就出现了，并被其他女生广泛接受。更多的女生们知道了这个共识后，都猛然间发现，原来高富帅才是最好的！同样地，面对同样患者，诊疗就被规范化了，每个大夫都会使用疗效更好、价格更实惠、安全性更好的诊疗方案。

西医的循证发展，就是这样被规范化的，无论循证医学中的病例对照、队列研究、RCT、Meta 分析，无不是在做对比。那么中医呢？完完全全一模一样的十个病人给十个大夫看，是否也存在那个"高富帅"式的最佳诊疗方案呢？答案是肯定的，一定有一个最佳的方案，可以形成治疗这个病人的标准，供别人参考。但摆在我们面前的问题是，中医对人的理解更为深入，除了辨病，还要辨证，还有夹杂症状，而且像寒热错杂症，四分寒六分热，与六分寒四分热，其用药剂量就会存在差异。再加之每个人对舌诊、脉诊的主观性太强，辨证分型并不能达到完全一致。这也就使我有了另一个结论：中医药可以标准化，但是比西医难太多！

但是，近期对中医药标准化进行的一系列小有成效的尝试，又让我们看到了希望。我们不要忘记初心，应该时刻牢记，要为给患者找到更好的诊疗方案而不断努力！

第八章
循证信仰与习惯

1

我的循证信仰

什么是信仰？在我看来，就是从感兴趣，到喜欢，到深入，再建立自己的理解，并从自发潜移默化到自觉。

在医学上，我信仰循证。

信仰和迷信不同，我信仰循证，并不是说循证所有的都是好的，一切都是无懈可击的，而是秉承循证的思维，客观、冷静的面对循证医学利与弊，发展中的不足和今后的趋势与潜力。

循证信仰的建立，需要临床实践。

面对每一个患者，都要从详细的占有资料开始，无论是患者的状况，还是当前的诊疗措施。有时候，治疗同一个病的时候，诊疗措施的情况已经多次运用了，可以相对固化在脑海中，只要定期的再更新即可。所以，重要的是面对患者的状况的分析和评估。

循证信仰，带给医患共同的希望。

循证信仰，特别强调患者在诊疗中的作用，患者不是被动被拯救的，很多时候，患者是诊疗疾病中，回归健康的主体。医生要尊重患者的价值取向，也要和患者建立共同体。医学诊疗是不确定的科学和可能性的艺术，医患双方共同承担诊疗的不确定性和战胜疾病的喜悦。

循证信仰，带给我们医学的进步和动力。

有信仰，有追求，可以带一份真诚和平和，有一颗佛心，设身处地的为病患考虑，钻研疾病，寻找和评估诊疗措施，为今后更好地诊疗提供真实可信的依据。这份信仰，也是承载医患信任的桥梁，能够让医学更人文一些，更贴近患者的需求，由此，带来个体化的诊疗的发展以推动医学的进步。

循证信仰，是一种潜移默化的思想，自发到自觉，带给我们内心的宁静。

点评

作为丁香园循证医学版块的创始人，李博老师一直兢兢业业本着向广大医学领域工作者和学生传播和普及循证医学一切的职责。在感叹其十几年如一日坚守的恒心之外，更让人着迷于他坚持的原因。此次读罢这一小段文字，才发现，原来是"循证信仰"在指引着他。正所谓英雄所见略同，他的这一段话，恰好与我的博士后导师王永炎院士对待循证医学提倡的不谋而合，即"一学二懂三要用、四要知道局限性"。是的，信仰犹如一盏明灯，可以指引我们朝向医学发展的光明前途行驶，但这一过程并非顺风顺雨，而是会有不断螺旋式上升和发展。医患始终是循证医学实践的主体，如果说其对证据的科学研究属于"术和器"的层面，那么人文关怀则是其体现"道"的精髓，也即医学本质的灵魂所在。

点评专家简介

廖星，博士，副研究员，中国中医科学院中医临床基础医学研究所循证医学基础研究室。

2

诊疗中的循证习惯

耳濡目染，潜移默化是我们医生面对循证应该具有的态度和精神，只有让这种循证习惯深入我们的内心，才会让真正理解和掌握正确客观的循证。才会正确客观的运用循证思维进行最佳的诊疗决策。

为什么要有这种循证习惯呢？没有这种循证习惯行不行呢？有专家认为，我不知道循证，同样可以诊疗疾病啊；同时，循证出现之前，我们一样也是要参考临床的证据，也要进行检索和评估的啊。

是的，在没有出现循证之前，其实我们或多或少就在不自觉的运用着循证的诊疗习惯。站在前人的肩膀上，对临床证据进行评估，然后根据具体情况，运用到患者身上。然而，这一点是自发的，循证出现的那一刻开始，我们要把这种自发的行为，逐渐变成自觉的要求。循证，承担了这一历史性的重任，所以，循证的出现是客观发展的要求，是现代医学诊疗发展的客观要求。

循证习惯为我们带来什么？

第一，循证习惯，是我们关注最新研究的动力。有了循证习惯，就会有这个弦，看到临床的问题，就会有关注最新进展的欲望，因为，循证习惯要求我们，要遵循当前最佳的证据。

第二，循证习惯，是我们整理诊疗心得的来源。循证习惯要求我们，诊疗要有自己的诊疗经验，所以，有了循证习惯，我们就会不断地客观记录下来我们的病例资料，进行分析汇总，变成自己的诊疗经验。

第三，循证习惯，是我们建立和谐医患的保障。尊重患者的价值取向，是循证习惯要求我们做到的，而和患者的充分沟通，是我们医生应该遵循的循证习惯，和患者建立战胜疾病协作共同体，共同面对疾病的不确定性和战胜疾病的喜悦。

那么，如何建立循证习惯呢？还是需要像电视剧《士兵突击》中的许三多那样，"多临证，多读书，多思考"以及拥有像许三多那样简单、专注、持久的精神。

多临证，实践出真知，多多发现临床问题，为患者解决这些问题，才能寻找到前进的路径，才能在潜移默化中养成循证习惯；多读书，用循证的目光来读书，才能找到当前最佳的诊疗措施，把握时代的脉搏，拥有循证习惯的头脑；多思考，学而不思则罔，面对诸多的信息，如何准确地把握，找到需要的内容和准确的靶向资料，还要多思考，才能让循证习惯水到渠成。

时时处处都要有循证的心态。

点评

祖国传统的中医医学，在其发展的过程中，也是紧密结合当时时代的发展，吸收其先进的思想为其所用。现阶段的临床医学，倡导遵循科学证据。中医学的发展，也应吸纳循证的相关思想，进而更规范化地诊疗患者。对于从事临床的医师来说，就是形成一种循证习惯。所谓的习惯，就是一种思想，在不断的重复过程中逐渐形成，进而影响你的潜意识，日久会影响你的行为，即"耳濡目染，潜移默化"。对于我们的临床医师来说，多临证，多读书，多思考几乎渗透到我们的日常诊疗行为中了，而且随着所接触患者的种类及病情的不同，逐步形成了自己的诊疗经验。在这个过程中，我们的诊疗经验是否更规范更适合患者，这就需要我们在临床中吸纳循证的思想，形成自己临床诊疗的循证习惯。

点评专家简介

　　尚菊菊，中西医结合及中医内科医学双博士，副主任医师，副教授，硕士研究生导师。第五批"全国老中医药专家学术经验继承工作"继承人。北京市医管局"215 人才"学科骨干，北京中医医院首届"杏林优才"。承担北京市自然基金、国家中医药管理局基金等课题 10 余项。主编、副主编出版著作 4 部，发表论文 30 余篇，SCI 论文 2 篇，省部级奖项 2 项。临床擅长中西医结合治疗冠心病、高血压等心血管疾病及心血管急危重症的诊疗。

3

反流性食管炎的中西医合作
循证诊疗思考

● 背景

　　循证诊疗包括：明确病情，提出问题，循证思考（循证检索，证据评估，患者沟通），诊疗决策，后效评价。

　　疾病专业背景：胃酸过多是很多胃部疾患的主要症状，主要包括反流性食管炎等，根据抑酸的力量不同，目前主要的抑酸药包括三个等级：最弱的是氢氧化铝成分的中和胃酸制剂，比较强的是 H_2 受体拮抗剂，例如各种替丁，而最强的就是 PPI 质子泵抑制剂，就是我们常见的各种拉唑。抑酸治疗对于很多胃病的患者具有重要的意义，根据患者程度不同，我们可以考虑使用这三种抑酸药。

但如果用了最强的药物很长时间，仍然没有效果，怎么办呢？

• 病情概述

这天，我的门诊来了一个愁眉苦脸的中年男性，40 岁。从两年前开始出现胃痛，反酸烧心症状，经过胃镜检查为反流性食管炎，慢性非萎缩性胃炎，口服 PPI 拉唑类抑制胃酸药 2 年余，病情反复，患者痛苦的是停药后即出现胃酸，服药后症状即好转。一直到目前仍在服用 PPI 抑酸药，无法摆脱，以至于现在患者的情绪敏感急躁，饮食一般，食欲差，睡眠差，二便调，腹胀，有吸烟史多年，20 支 / 天，未戒断。

我看了他的舌脉：舌暗红，苔黄白相间，脉弦数，根据他的叙述，考虑本患者受到胃酸困扰两年余，使用了最强的抑制胃酸药物 PPI（质子泵抑制剂）两年余，形成了依赖，由于抑制胃酸，消化功能也受到影响，以至于出现腹胀，时间长，病情反复，出现精神困苦。我们可以如下诊断：

中医诊断：胃痛（肝胃郁热，寒热错杂）。

西医诊断：反流性食管炎，慢性非萎缩性胃炎。

• 提出问题

反流性食管炎的当前最佳治疗措施是什么，使用 PPI 或者 H_2 受体阻滞剂是否可以缓解反酸烧心的症状，是否有利于疾病的长期恢复。

• 循证思考

反流性食管炎是临床常见疾病，最主要的症状就是反酸烧心。经过严密的循证检索和评价，根据 Cochrane 协作网系统评价整理的《临床证据》中显示，肯定有效的是 H_2 受体阻滞剂和质子泵抑制剂。这里面包含了多个严格评价的大型随机对照试验。

拿到这个经过评价的检索结果，我们应该思考一下循证医学的三要素：第一，当前的最佳证据，就是这两个结论；第二，医生的治疗经验，我们平时是如何治疗反流性食管炎的，如何帮助这些患者缓解症状并且达到长期疗效的；第三，患者的价值取向，本例患者希望运用中西医合作的方法缓解反酸烧心，同时能摆脱药物的依赖。

• 诊疗决策

（1）最佳证据：考虑到服用了两年的 PPI，不能马上停下来，我们有必要采取一个降台阶的治疗方法，让力量稍弱的替丁类，代替拉唑类，来缓解胃酸的情况，同时，替丁即为 H_2 受体阻滞剂，有强有力的临床证据支持。

（2）医生经验：不要一下子撤药，好像降得太低。好让下楼的脚步走得稳一些，让我们的胃更容易适应这个变化，也利于机体恢复自身的功能，产生正常的胃酸，恢复正常的消化功能。

（3）患者价值取向：给这位患者进行了解释，讲述了这 3 种抑酸药的作用和强度，希望我们逐渐能恢复自身的功能，并给予 H_2 受体拮抗剂——复方雷尼替丁 0.1*12*1 盒 /0.1 每天两次。患者半信半疑的点了点头。

（4）中医考虑（医生经验和患者价值取向）：从中医的角度来说，这个胃酸来自于"肝经火郁"，肝胃郁热而导致，来自于情绪不佳，敏感而着急的性格。肝火犯胃，胃气上逆，出现了反酸，进而脾气虚弱，导致了胃肠动力不足，出现腹胀，时间稍长，还有一些血瘀的征象。

治疗方法：疏肝清火，寒热平调，健脾理气

处方：连茱六一丸合半夏泻心汤加减

黄连 6g	吴茱萸 3g	枳实 15g	生炒白术 15g
柴胡 12g	黄芩 12g	麦冬 10g	郁金 10g
酸枣仁 20g	清半夏 10g	夏枯草 10g	
煅瓦楞子 20g（先煎）	鸡内金 10g	生甘草 8g	
自备生姜 3 片	大枣 4 枚（掰开）		

医嘱：放松心情，限烟，减少到 10 支/天，多多参与户外运动。

• 后效评价

第 2 次治疗，患者就很高兴地告诉我，症状好了大约三分之一，而经过 3 次复诊，患者的症状逐渐减轻，烧心反酸也没有出现过，第 5 次治疗，就改成中成药巩固治疗，复方雷尼替丁减量改为 0.1*12*1 盒 /0.1 每天 1 次了。并且考虑停药。

后记

循证思考和决策，需要我们根据患者的情况来全面决策。有明确的临床证据显示，PPI 和 H_2 受体阻滞剂都是治疗反流性食管炎的有效药物，那么如何选择，虽然 PPI 的证据更充分一些，但是，结合患者已经使用了两年，形成依赖，根据医生的经验，希望逐渐降阶治疗，再结合患者的价值取向，最终确定的诊疗方案为中西医合作，选用了有充足临床证据的 H_2 受体阻滞剂替代 PPI，同时根据中医理论进行辨证论治。从后效评价来看，患者恢复的不错。两个月后，我在成都出差的时候还和患者有电话联系，降阶治疗后，反酸偶尔发作，已经可以停药了。

参考文献

唐金陵，王杉.临床证据 [M].北京：北京大学医学出版社，2008：238-241.

点评

胃食管反流病（GERD）是指胃内容物反流入食管，引起不适症状和或并发症的一种疾病。随着饮食结构的改变、生活节奏的加快，本病的发病率逐年上升，病情反复发作严重影响患者的生活质量，耗费大量的医疗资源。质子泵抑制剂（PPI）等抑酸药物的应用给 GERD 的治疗带来了突破性的进展，但仍有部分患者经 PPI 治疗后，症状不能缓解或停药后即复发，目前西医治疗遇到一定困境。中医药以"整体观念"和"辨证论治"为指导，对于 GERD 治疗具有独特优势。中西医结合为该病的治疗提供了新的选择。

循证医学的核心思想是在医疗决策中将临床证据、医生经验与患者的实际状况和意愿三者相结合，制定出最佳的治疗方案。本章节通过临床案例深入浅出地阐释了 GERD 中西医合作的循证诊疗模式，对该病临床中可能出现的问题进行了科学的分析和总结，具有很强的指导性，为临床医生和科研工作者提供了很好的诊疗和研究思路。

点评专家简介

赵鲁卿，医学博士，首都医科大学附属北京中医医院消化中心副主任医师。美国埃默里大学访问学者。世界中医药学会联合会消化病专业委员会秘书长，中华中医药学会脾胃病分会副秘书长，欧美同学会医师协会中西医整合消化病学会秘书长。主要从事中医药治疗消化系统疾病相关研究。主持国家自然基金青年项目等课题多项；目前以第一、二作者发表科研论文 15 篇，其中 SCI 收录 8 篇。曾获评"首都百佳医生""北京市优秀人才"等。

4

中医循证临床评价的讨论

微访谈回顾：李博版主谈如此简单的循证

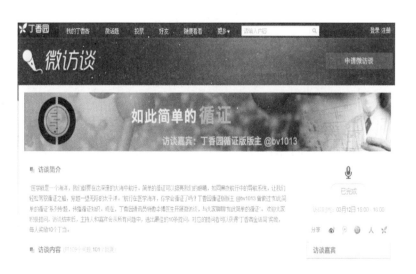

循证与中医

目前的中医疗效评价陷入一个无法自拔的境地，没有太多的突破和进展，科技部的课题"中医的标准化建设"到"重大新药创制"都在努力做这件事情。

目前最好的办法就是一个综合评价体系，我们研究的当前探索，就是要以综合评价为基础，努力探索适合中医药的 PRO 量表，能作为重要的补充评价手段，和客观指标一起来做主要疗效评价指标。加入了中医证素的内容，因为证候太复杂了，而证素是相对固定的内容，在海外公认的量表上，探索有中医证素的 PRO 量表。

关于循证医学与中医学的关系，一直以来都是业内讨论的热点。以下为网友讨论（原帖详见丁香园 http://ebm.dxy.cn/bbs/topic/18528714）。

● 网友 一纸相思

中医疗效不需要新的评价体系，同一种疾病应该只有一个国际公认的疗效标准，或者说类似的终点指标。

中医强调辨证论治，个体化治疗，同一种病不同个体因为证型不同所用中药也不一样，但这一点也不妨碍采用与西医同一终点指标来判断其疗效。我们可以把对某个病的中医辨证治疗作为一个观察对象来研究，而不是某一个方剂或者中药。

举个例子，我们肾内科专业目前影响最大、最为可信的临床试验应该是侯凡凡院士发表于《新英格兰杂志》题为 "Efficacy and Safety of Benazepril for Advanced Chronic Renal Insufficiency"（血管紧张素转换酶抑制剂延缓晚期肾功能不全进展）的研究。

为了证实中医复方辨证治疗方法延缓晚期肾功能不全的疗效，我们完全可以照搬侯院士的研究方法，不同的就是需要选择一个较为公认的慢性肾功能衰竭中医辨证分型及证治方法，来代替侯教授团队使用的贝那普利作为干预措施。其他观察终点指标完全可以照搬，无须所谓的创新。这样最终得出的结论就是我们所使用的这个辨证论治方药是否能真正的延缓晚期慢性肾功能衰竭以及其对人体的安全性。

中医研究目前最为缺乏、最为需要的绝对不是作用机制方面的研究，而是临床疗效的证实。中医疗效迫切需要国内、国际学术界的承认。如果疗效得不到学术上的证明，中医始终都没有地位。哪怕你是中国科学院中医（中西医结合）专业的院士。

这一点在十几年前我读研究生的时候就已经很明确了，可是现在国家科技界还是很忽略、很看不起这种看似浅显但很实用的研究——中医疗效的证明和确认，在中医科研方面简单地一味倾斜于所谓作用机理方面的研究。

不客气地说，中医药疗法在没有疗效确认研究的前提下开展所谓作用机制的研究，哪怕它是分子生物学什么水平方面的研究，都是真正的"有意无意的骗子"。

• 网友 fwhsq

中医药要想走向世界就必须首先让世界看到中医药的优势并且相信这种优势，在目前循证医学的大潮中，中医必须找到适合自己、能真正体现出自己优势的循证方法。大规模的随机对照双盲临床研究是基于西医"精确、客观、可评价"的基础上发展起来的，当然说服力度是比较大的，中医想通过这个办法来证明自己不是不可以，只是难度还是很大的。因为与西医相比，首先"精确"做不到。没法做到每个入组的同类疾病患者都有相同的症状、证据。其次，中医很多时候可能比较"主观"，是否能做到"客观"将患者"分类""客观"评价疗效，选择什么样的客观评价指标以及如何能够做到客观评价是个关键问题；再次怎样去评价。这些问题当然要根据研究内容具体来说。当然，如果一定要做什么是没有做不成的，国家只要肯花力气是一定能弄成的。这个工作恐怕要综合中医大家、统计学家、流行病学家、西医大家一起来做，肯定能尽早、尽力地做好。我是学西医的，研究生期间做的是流行病学方面的论文，也参加过临床药物试验，所幸对中医很感兴趣，正在自学中，希望能向版主多了解这个话题的进展，也希望能帮到一点忙。

• 网友　开心豆爸

中医面临的问题与其说科学与否？还不如说中医的标准问题。

中医需要标准吗？中医是否可以标准化？怎样的标准适用于评价中医呢？

中医的好些概念难以量化，需靠个人的体悟，仁者见仁智者见智。

"面对同一位患者，十名中医可能就会开出十种不同的处方，并且往往都能有效"，这就是"十人十方"。这是当前业内对中医临床现状的认识之一。

中医的精华在于辨证论治。而"证"是在客观可见的症状体征基础上通过医者的主观思辨得出的结论，往往因医者视角的不同而不同，且存在一证多义、一证多方、一方多证特征，具有抽象性和不确定性。

• 网友　任之堂主人

西医的标准化，个人理解为是将临床生化、理化检查与治疗方案相结合，得出可以反复验证的结论。

中医缺乏的不是疗效，不是物理检查，也不是前后不能对比。

中医缺乏一些人体基本物质的量化。比如："气虚"中的"气"在人体以什么样的物质形态存在？这个搞清楚了，量化了，通过补气来治疗所有气虚有关的疾病，都可以反复验证。西方医学也自然能够接受了。关键是"气""津""液"等的物质基础是什么，如何客观评价？

比如：在身高、年龄、性别、相关基因指导下，确定出这个人不同时期的合理体重，如果超出了范围，是否可以定位体内阴盛？如果低于这个水平，是否存在阴虚？

个人以为：医学的发展，最终应当是将所有分子细胞研究、基因水平研究……精细研究的结果综合起来，构架出一个健康人体数据系统，由"精细研究"返回到"整体研究"，最后再指导整体调理，而不是在精细研究的指导下"头痛医头"。

如果真的到了这一天，中医不存在也不需要向国外推广了。因为中医的整体观，已经构建了"一个健康人体整体数据系统"。

●网友 fhancai

个人认为，关于中医临床疗效评价的问题是一个复杂的问题，中医是否可以量化？中医是否可以标准化？临床疗效如何评价？引入循证医学概念，从现代医学角度研究中医？

前卫生部长陈竺曾说过，"西医看到的是清晰的局部，而中医看到的是模糊的整体；类似传统的中国水墨画和古典的西洋静物油画。前者勾勒出一个轮廓，模糊而写意，后者描绘出许多细节，精确而写实。"若将中医量化、标准化，是否会断章取义？我们能否判断我们攫取的确实是中医的精华？中医讲究辨证论治，首先看的是"人"，一个缺乏明确物质基础而相对"模糊"的整体，然后通过疾病相关临床表型特征再寻根溯源，逐层推断其病因病机。故每个人不同，即使疾病相同，治疗也不一定相同；所以对临床疗效的评价就不能得到统一。

据报道，内地以及香港已经有院校在研究将中医四诊细化或者说是量化的仪器，同时研究制定证型的标准；但具体如何，见仁见智！中医之路如何走，尚需我们继续努力！

- **网友　hzmddyy**

个人认为，中医疗效评价体系的建设，只能产生于中医体系本身。这就给真正的中医人提出更高的、与时俱进的要求。要评价中医疗效最大的障碍就是非客观性，这不是中医本身的缺陷，更不能为追求客观性削足适履而使得中医面目全非。

- **网友　ckl173**

恰当的疗效评定指标是临床试验的重要环节，采用不同的判效指标甚至可以得出有效或无效的截然相反的结论。同时，世界范围内对传统医学的关注和日益增长的需求正使对传统医学的疗效评价成为传统医学发展的关键环节。美国替代医学办公室顾问委员会就明确指出：传统／替代医学疗法的"有效性评价是一个关键和核心的问题""其疗效必须用人们认可的终点指标来加以证实"。因此，在现阶段，科学、客观地评价中医药的临床疗效具有十分重要的意义。世界卫生组织在有关的研讨会上提出当前临床试验中应引起高度重视的 6 个关键环节为：纳入标准、合适的对照、随机分配、盲法、报告所有入选病例的结果及选择明确的、有临床意义的、以病人为基础的终点指标。将终点指标的选择提到了和随机、对照、盲法几大原则相同的高度上。

中医学在治疗上强调辨证论治，着重对人体的整体调节，注重患者自身的主观感受和生活质量的改善与提高，但对疗效评价方法的研究重视不够。在中医古籍中少有疗效评价方法的论述，而现行的中医临床疗效评价方法，多自觉或不自觉地照搬西医生物医学模式下的疗效评价方法和标准，存在诸多的不足之处。第一，现行中医临床疗效评价缺乏统一标准，研究结果无可比性；第二，套用现代医学相应疾病的标准。中、西医为两套不同的医疗体系，有各自特有的理论体系和治疗特点，而采用同一疗效评价标准，难以反映中医自身特点和实际疗效；第三，现存的疗效评价标准，均存在评价不全面、过于注重生物学指标、忽视精神心理和社会经济影响的弊端。其结果是中医药疗效得不到全面客观评价，同时又难以为整个医学界接受，这直接影响中医学的发展。

• 网友 wwrr

关于疗效评价有人指出要加入心理和社会因素，个人觉得想法是好的，但现阶段不可能实现，具有可操作性的依然是采用西医的实验室指标来评价。

本人是在中医院校教统计学的，从所在学校的科研情况来看，不论是研究生还是老师对统计学和实验设计的严谨性认识极差，所做的科研漏洞极多，这也导致了其成果对于循证研究没什么价值，对统计学和科研设计认识的不够是个很大问题！

• 网友 caspermax

首先申明我的观点：

（1）目前条件下中医需要依附西医的标准来评价疗效确实是现阶段不可避免的，因为这是现阶段实用且最好的方法。但是我们需要我们的评价体系。

（2）综合评价体系中的生活质量评分可以用患者的自述评分再用抑郁、焦虑等量表进行加权处理，作为通用的患者对临床效果的评价得分，用于疗效评价（这个没想好，下面叙述的只是发现的问题，还没有太好的解决方法）。

看到这个观点，我也想发两句言。"中医疗效不需要新的评价体系，同一种疾病应该只有一个国际公认的疗效标准，或者说类似的终点指标。中医强调辨证论治，个体化治疗，同一种病不同个体因为证型不同所用中药也不一样，但这一点也不妨碍采用与西医药同一终点指标来判断其疗效。我们可以把对某个病的中医辨证治疗作为一个观察对象来研究，而不是某一个方剂或者中药。为了证实中医复方辨证治疗方法延缓晚期肾功能不全的疗效，我们完全可以全部照搬侯院士的研究方法，不同的就是需要选择一个较为公认的慢性肾功能衰竭中医辨证分型及证治方法，来代替侯教授团队使用的贝那普利作为干预措施。其他观察终点指标完全可以照搬，无需所谓的创新。这样最终得出的结论就是我们所使用的这个辨证论治方药是否能真正的延缓晚期慢性肾功能衰竭以及其对人体的安全性。"

这个事情可以做，也有必要做，但是，不能只停留在这个上，用一种中药，替代西药，做出来的结果，充其量只是说是这个药还不错，找到一种比贝那普利好的药。短期内可能能看到一些效果，甚至得到部分的承认，但是长此以往便荒废了中医的精髓。西医药一直依靠着科技的进步，总有天会研制出比贝那普利效果好的药，那到时候中医药怎么办？被淘汰么？

我承认，中西医的疗效评价的最终目的是相同的，都是健康，但是说中医不需要新的评价体系这个观点我就不太赞同了。

我认为新的评价体系应是适应的中医药治疗的理念和方法。

我认为所谓的中医药疗效的评价体系首先就是要证明辨证论治这个理论的正确性。因为现在用西医的各种方法都很难证明辨证论治的正确性。这也是中医发展的局限，中医的各种干预手段，证明不了对患者是否真的有益。

现在都讲循证，替换贝那普利也确实是，但循证也不会永远只有随机对照双盲，随机对照只是用西医的标准来衡量他们的疗效罢了，当我们找到中医药疗效评价标准的时候，其实也就是中医的循证。

辨证论治是中医的精髓和发展的关键，因为中医的辨证论治和西医依托的科技一样，是医学发展的动力。如果只是那种抛弃了辨证的寻找"贝那普利"这样可取么？我们需要找到自己的疗效评价体系，证明我们的疗效。

中医应该怎么研究我不敢说，也不知道，但条条大路通罗马，我相信中医西医一定是能一一对应上的。这里我有一个肤浅的想法，西医依靠实验室数据，将疾病纵向的分类，一类病人用一种治疗方法；中医用辨证，将疾病横向划分，一类病人一种施治，就是这个字"井"，结合起来，我们就能把疾病分的更细了，我们能不能从这个角度去思考呢？这就是中西医所谓的体系不同吧。

还想说一下引入生存质量作为疗效评价的话题。

中医疗效评价要引入生存质量作为疗效评价是个十分困难的问题，以患者主观的评价（或者说生存质量）加入到临床疗效评价中有两个很大的问题。即同一种病，生活背景不同的病人对治疗的预期不同，新病人与老病人对治疗的预期也不同，或者说同一个人在疾病的不同时期，对治疗效果的预期也是不同的。预期不同，在他主观评价疗效的时候肯定不同。比如严重的肺心病人，有的对经过治疗后生活能自理就认为疗效很好，有的认为是治疗后应该能工作，这样的话他们对治疗后生存质量的评价能一样么？而通用量表恰恰是忽略了对患者真正生存质量评价的。其实不仅是中医，如果有很好的生存质量标准作为疗效评价，西医也就不会再用什么实验室的标准或什么客观指标来作为它的评价标准了，因为无论中医西医，它的根本目的都是相同的，就是保证健康。我们在找到比贝那普利好的药的同时，可以用生存质量这个想法来激励我们发展，激励我们创新，给我们思路，但绝不是为了这个想法我们目前的事就都不做了，不要只局限在一定要解决和应用这个问题上。牛顿定律虽然没有万有引力精确，但是在我们的日常生活中他已经好用和够用了，千万不要为了对万有引力的寻找而放弃了对牛顿定律的发现。

第九章

循证指南

1

共识法在
临床实践指南制定中的应用

胡 晶

循证临床指南强调在证据的基础上进行，相比专家意见，得出的推荐建议更为可靠，它最关键的三个要素是系统全面的收集现有研究证据、对收集到的证据进行质量评价并根据质量评价结果对推荐意见进行分级。近年来，中医临床指南的数量增长迅速，但它目前面临的最大问题是缺乏自己的高质量循证医学研究证据，这也是中医临床指南制定者最为困惑的地方，在缺乏高质量证据的情况下如何制定出高质量的临床指南？此时，需要采用严格、规范的共识性方法充分收集专家意见，形成指南推荐建议，保证中医临床指南的质量。

共识法包括非正式共识法和正式共识法。非正式共识法是由一组专家开会讨论，将一次或多次开会讨论后达成的共识形成推荐意见作为指南。其优点是简单、快速和容易实施，但缺陷是缺乏达成共识应遵循的客观标准及明确的方法和程序，某些地位较高专家的意见容易左右其他专家的意见，易于产生从众现象。因此，这种指南的质量和可靠性较差。

相比非正式法，正式共识法产生的偏倚更小，过程更为严格，结果也较为可靠。常用方法包括 Delphi 法、名义群体法、共识会议法、RAND/UCLA 合适度检测方法，几种方法的特征总结见表 9-1。

表 9-1　几种共识法的特征

形成共识的方法	邮寄问卷	决议由个体得出	对意见进行正式反馈	面对面交流	结构化	共识总结方法
非正式法	否	否	否	是	否	不明确
特尔斐法	是	是	是	否	是	清晰明确
名义群组法	否	是	是	是	是	清晰明确
改良名义群体法	是	是	是	是	是	清晰明确
共识会议法	否	否	否	是	否	不明确
RAND/UCLA 法	是	是	是	是	是	清晰明确

Delphi 法是采取匿名的方式向专家发放调查问卷从而广泛征求专家意见的一种方法。受访专家之间不必见面或相互讨论，只需把自己的意见提供给调查者，由调查者统计和分析后，再把咨询结果反馈给所有受访专家，专家组成员之间通过由调查者拟定的调查表，经过数轮（一般 3 ~ 4 轮）的反复咨询 - 反馈 - 再咨询，直到意见基本达到一致，得到比较一致且可靠性较大的结论。Delphi 法的优点是：匿名性：整个过程是非公开化的，专家不直接接触，有利于专家独立提出自己的观点；反馈性：问卷多次集中和返回，能使各种意见充分表达出来；定量性：对专家意见采用统计分析方法，更精确。Delphi 法的缺点是：由于专家无法进行面对面交流使得各个专家在理解调查问卷时存在偏差；过程复杂，花费时间较长，不适合快速决策。

名义群体法的实施步骤包括：①每位专家独立且背对背地写下他／她的意见清单；②每位专家将自己的意见清单提交给组织者。然后向其他专家简要描述自己的清单中重要的意见，直到每个人的意见都表达完毕并记录下来为止。所有的意见都记录下来之前不进行讨论；③专家组对每个意见按顺序讨论，将所有意见讨论完；④每位专家独立地对每个意见进行判断或排序。最终，通过统计学方法将判断进行整合，形成结论。名义群体法的优点是：每位成员都独立思考不受限制，且都有均等的机会表达自己的观点；避免传统小组会议中个人控制或者顺从权威等缺点。名义群体法的缺点是：过程可能会过于机械；需要解决多个问题时，花费时间较长。

共识会议法主要通过公开讨论的方式，由相关专家通过投票、排序、公开讨论等非结构化的互动方法，评估由指南制定小组提供的材料，再将这些多元化的决议整合出最终的指导建议。共识会议法最重要的作用是形成"共识声明"或"推荐意见"。一般持续 2 天或更长时间，直到形成的书面共识意见得到所有专家成员的同意。共识会议法的优点是：专家可以面对面地进行讨论、交流，有利于碰撞出更多的意见和建议；面对面交谈提高了信息反馈的速度，有利于快速做出决策；容易实施，由指南制定者组织相关专家对问题进行讨论后继而形成共识意见。共识会议法最主要的缺点是容易受权威专家影响。

RAND/UCLA 合适度检测方法也称为"改良的 Delphi 法"，它联合应用了 Delphi 法和名义群体法，通过功能互补发挥两者的优点，有效地克服了 Delphi 法中专家不谋面而对有争议的问题难以取得共识和名义群体法参与者意见过于分散的缺点。但这种方法的缺点是过程复杂，花费时间较长。

以上对几种方法进行了介绍，那我们在实际使用时该如何选择呢？已经有多个研究表明以上几种正式法制定指南的质量均优于非正式法，但还没有证据表明哪种正式法是最好的。因此，在实际使用时，可以根据各自的时间期限、专家数量等进行选择。

2

临床实践指南的改编

胡　晶

相信临床医生对临床实践指南并不陌生。在临床实际工作中，大家都要用到指南以规范诊疗。临床医生参阅的指南包括国际上的指南，还有国内制定的指南。那国内的指南是否都是国内专家自己制定，还是参考或改编自国外指南，或者是直接翻译而来呢？在指南制定过程中，指南工作组成员经常要面临是改编现有指南还是制定一个新指南的选择。加拿大医学会出版的《Handbook on Clinical Practice Guidelines》（临床实践指南手册）中给出的图例，可以帮助指南制定小组在实践过程中进行选择，见图 9-1。如果针对所要研究的临床问题，目前已经存在相关领域的高质量指南，可以考虑对现有指南进行改编。指南改编的优势是可以利用国际上的高质量指南，避免重复工作。

和指南制定一样，指南改编也需要依据严格的方法学来进行，以确保改编指南的质量及适用性。目前关于指南改编的方法学中，ADAPTE 方法发展得比较成熟和完善，应用比较广泛。在国际指南协作网（guidelines international network，G-I-N）的官方网站上可免费下载获得详细的 ADAPTE 手册。ADAPTE 方法包括 3 个阶段（准备、改编和完成阶段），9 个模块（见图 9-2）和 24 个步骤。

众多异质性的指南、不相同甚至是互相冲突的推荐意见中筛选出高质量的指南和推荐意见。

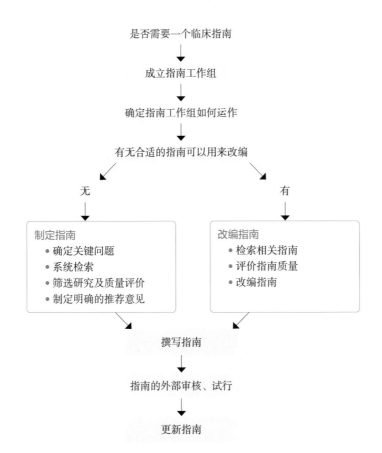

图 9-1　改编或制定临床指南的主要步骤

译自 "Handbook on Clinical Practice Guidelines"，Canadian Medical

Association. Figure 2.1。

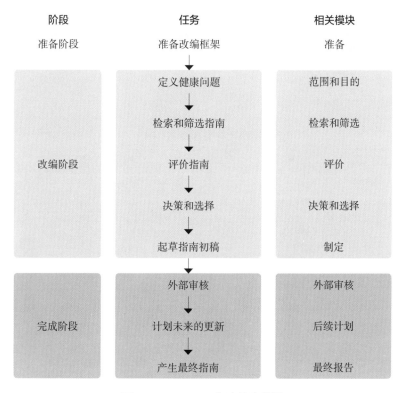

阶段	任务	相关模块
准备阶段	准备改编框架	准备

图 9-2　ADAPTE 方法的流程图

　　在 24 个步骤中，我们以其中的两个步骤为例进行介绍。步骤 8 是检索指南和其他相关内容。在检索时，应尽可能全面检索相关指南。国外临床指南最主要的发表途径是指南网站，所以建议检索时首先从指南网站开始。下表列出了常用的国外临床指南网站。其中，美国国立指南文库（NGC）以其拥有数量众多的高质量指南、完善的检索和独特的指南比较功能而著称，在检索时一般列为首选。

检索时常用的国外临床指南网站

网站名称	网站地址
美国国立指南文库（National Guideline Clearinghouse, NGC）	http://www.guideline.gov
国际指南协作网（Guidelines International Network, G-I-N）	http://www.g-i-n.net
加拿大医学会临床实践指南文库（Canadian Medical Association: Clinical Practice Guideline, CMA Infobase）	http://www.cma.ca/clinicalresources/practiceguidelines
苏格兰学院间指南网络（Scottish Intercollegiate Guidelines Network, SIGN）	http://www.sign.ac.uk
英国国家临床优化研究所（National Institute for Health and Clinical Excellence, NICE）	http://www.nice.org.uk
新西兰指南研究组（New Zealand Guidelines Group, NZGG）	http://www.nzgg.org.nz

NGC 网站的指南模块提供了指南的分类浏览，包括按专业浏览、按制定组织浏览、按主题浏览和进展中的指南等。

指南合成模块提供指南整合的结果，包括针对某一临床问题相关指南的异同，指南推荐意见的比较，各指南中的证据级别和推荐意见强度，指南方法学的比较，推荐意见的效益和风险等。

指南比较模块介绍了指南比较的具体方法。该模块是 NGC 网站中最有特色的栏目，利用该模块可以对检索到的指南进行快速比较和合成，比较内容包括推荐意见、证据收集 / 选择方法、评估证据质量和强度的方法、指南针对的疾病 / 症状、目标人群等。为了能达到最佳阅读效果，网站推荐用户一次比较时不宜超过 3 个指南。

　　G-I-N 成立于 2002 年，是一个全球性的协作网络，其优势是拥有全球最大的指南数据库，目前该指南库共包含 6400 个指南、证据报告和相关文件，在 G-I-N 网站上可以公开检索指南数据库。

　　除了指南网站，还可以通过数据库（包括 Medline、Cochrane 图书馆等）进行补充检索，在检索 Medline 时，可以采用以下检索策略：guideline [Publication Type] or practice guideline [Publication Type] or recommendation*[Title] or standard*[Title] or guideline*[Title]，并结合要改编指南的具体检索词。另外，网络检索（例如 Google、Yahoo 等）也可以作为补充。除了检索指南，有时还需要检索其他相关文件，例如最近发表的系统综述或卫生技术评估报告，这些文件可以用来判断是否需要对指南中的证据进行更新。

　　步骤 11 是评价指南质量。目前共有 24 种评价工具可以用于评价临床指南的质量，其中指南研究与评价工具（Appraisal of Guidelines for Research and Evaluation，AGREE）应用最为广泛，现已被 WHO、欧洲委员会和国际指南协作网等采用。2003 版的 AGREE 工具中文版由北京大学循证医学中心组织翻译，详细内容参见《中国循证儿科杂志》上发表的"临床指南研究与评价工具简介"；2010 版的 AGREE Ⅱ 工具中文版由中国中医科学院广安门医院循证实践小组翻译，详细内容参见《中西医结合学报》上发表的"《临床指南研究与评价系统 Ⅱ》简介"。

　　一般来说，在指南改编时，应使用 AGREE 工具的 23 个条目对指南进行整体质量评价，但是当检索到的指南数目较多或评价员数量较少时，此时简便的方法是采用 AGREE 工具中的第 3 个领域"制定的严谨性"进行评价，因为该领域反映了指南如何形成推荐意见的方法学，改编小组成员可以指定一个临界值来判断是否纳入所评价指南，例如可以将该领域 AGREE 评分 ≥ 50%

进行保留。

　　除了 24 个步骤，ADAPTE 方法还包括 19 个工具以支持其应用。例如，工具 2（指南检索来源）列出了常用的指南网站的具体名称和网址以供检索；工具 3（利益冲突声明）给出了指南制定者利益冲突声明的模板；工具 13（证据的检索和选择）列出了详细的评价证据检索是否全面以及判断偏倚来源的清单。这些工具可帮助用户在改编指南时使用。

3

你的系统评价可信吗——
从 GRADE 谈起

冯　硕

　　循证的目的在于指导临床。当完成一篇系统评价后，我们期许着你所得出的证据能够被应用于临床实践。系统评价并非总在证据金字塔的顶端。我们不得不思考一个问题：你的系统评价所产生的证据是否可信，凭什么信任你的证据而拿去实践？

　　如同股票分析师依据一周来的行情和走势，预测了某一只股票在未来的日子里将要股价上涨。当分析师自信地告诉你这个消息后，你会相信吗，你会决定投资吗？

　　如何慎重、准确、明智地使用证据？我们需要考虑所得的证据是否可信，因为证据也是分等级的。于是便有了证据分级系统的诞生，即国内外通用的 GRADE（the grading of recommendations assessment, development and evaluation）系统，译为证据推荐分级的评估、制订与评价系统。

GRADE 系统中，按照系统评价里纳入原始研究的类型，规定了证据升级或降级的因素，再依据这些因素，将证据级别分为：高／中／低／极低，代表证据可信度和对证据把握程度的差异。如一项系统评价纳入了 7 项中成药 RCT，Meta 分析发现，中成药使黄疸新生儿的胆红素平均降低了 50.25μmol/L。对这一证据，GRADE 将其剖析为 5 个方面：①纳入 RCT 是否存在偏倚风险？②纳入 RCT 是否有临床、方法或统计上的不一致性？③干预措施是否能够直接用于相应的人群？④数据是否存在不精确性？⑤其他可升级的因素，如观察性研究中干预措施带来的疗效改变非常大，可以升级加分。前四项每一个方面都是减分项目，判定为不严重（不减分）／严重（减 1 分）／非常严重（减 2 分）。

GRADE 系统清晰展示了证据质量的分级流程。至此我们应该能发现，证据质量不等同于原始研究的方法学质量。对原始研究方法学质量的评价，即偏倚风险评估，只占到了其中的一个方面。

GRADE 系统广泛运用于临床实践指南中给出证据质量和推荐意见，并越来越多地融入到卫生政策的制定领域。GRADE 并非完美的证据分级系统，但它公开、透明、使用灵活，改变了以往证据分级过程中的"唯出身论"，RCT 可以降级，观察性研究也可以升级。在完成系统评价后，应对证据产生的各个环节进行再评价，给出证据质量后，一篇系统评价才算完美收官。

点评

从最佳研究证据向临床实践的转化还存在一定的断层，而循证医学通过为临床医生提供决策支持的方式从一定程度上弥补了这种断层，但是研究表明仅提供证据总结而不进行治疗推荐不足以影响临床医生的决策。GRADE 通过文章中所描述的评估方式对决策所需的证据体（即，证据总结）的质量做出高、中、低、极低的判断，继而使用户在此基础上可以得出治疗推荐。GRADE 的出现进一步促进了从最佳研究证据到临床实践的转化。

点评专家简介

夏君，中国 GRADE 中心（宁波）副主任，英国伦敦国王大学高级研究员，英国诺丁汉大学宁波分校循证医学中心系统评价分支主任，Systematic Review Solutions 创始人，Cochrane 精神分裂症专业组内审编辑，Cochrane 皮肤病专业组外审编辑。主要研究方向为循证评价，包括系统评价、Meta 分析、卫生技术评估和临床指南的制作。

视频 （请通过"约健康"APP 扫码观看，下载"约健康"APP 请参见文前第 5 页。）

GRADE 软件实际操作步骤之降龙十八掌

4

指南也能被评价

赵国桢　李　博　刘志强

(1) 什么是 AGREE Ⅱ 评价工具

临床实践指南是提高医疗服务质量和诊疗规范化的重要措施。世界卫生组织（WHO）在 2014 年对临床实践指南提出最新定义，将其定义为："由 WHO 制定的任何包括了推荐意见的临床实践指南以及卫生保健政策，这些推荐意见告诉指南的使用者如何在具体的临床情况下单独或协同做出最佳临床决策，指南提供了不同的干预和措施，它们可以帮助改善患者健康以及促进资源的有效利用"。在临床诊疗过程中，临床实践指南的推荐意见越来越受到临床医生的重视，循证证据对诊疗决策的影响逐渐上升到主要地位。

面对如此重要的指南，其质量的高低也将通过临床医生的诊疗决策间接地影响到患者的治疗。所以，在指南的制定过程中，需要按照严谨、规范的方法学来进行。以达到提高医疗服务质量，规范临床医生医疗行为，降低不必要的医疗花费，减少无益甚至有害的医疗行为的目的。

AGREE Ⅱ 评价工具，是为了研究和评价指南而开发的。自 2003 年 AGREE 协作网制定并发布了 AGREE 工具以来，已被多个国家翻译并引用，逐渐成为评价指南方法学质量的金标准。2009 年，AGREE Next Steps 协会对 AGREE 工具进行修订，形成了 AGREE Ⅱ 工具，增强了其科学性及可行性。因此，针对目前已有的指南，通过 AGREE Ⅱ 工具可以评估指南制定过程中方法学及最终推荐意见的质量差别，为临床医生的使用提供较好的推荐和参考。

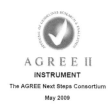

AGREE Ⅱ
INSTRUMENT
The AGREE Next Steps Consortium
May 2009

(2) AGREE Ⅱ评价工具的具体内容

AGREE Ⅱ 评价工具包括 6 个领域 23 个主要条目，以及 2 个总体评估条目。6 个领域分别是：

领域 1.　范围和目的：涉及指南的总目的，特定卫生问题和目标人群（条目 1-3）。

领域 2.　参与人员：涉及指南开发小组成员组成的合理程度，并能代表目标使用人群的观点（条目 4-6）。

领域 3.　严谨性：涉及证据的收集和综合过程、陈述和更新推荐建议的方法（条目 7-14）。

领域 4.　清晰性：涉及指南的语言、结构及表现形式（条目 15-17）。

领域 5.　应用性：涉及指南实施过程中的有利条件和潜在不利因素及其改进策略，以及应用指南涉及的相关资源问题（条目 18-21）。

领域 6.　独立性：涉及指南推荐建议的产生不受相关利益竞争的影响和左右（条目 22-23）。

具体评价条目见下表：

AGREE Ⅱ评价工具

领域 1. 范围和目的

1. 明确描述指南的总目的

2. 明确描述指南涵盖的卫生问题

3. 明确描述指南的适用人群（患者，公众，等）

领域 2. 参与人员

4. 指南开发小组包括了所有相关专业的人员

5. 收集目标人群（患者，公众，等）的观点和选择意愿

6. 明确规定指南的使用者

领域 3. 严谨性

7. 应用系统方法检索证据

8. 清楚描述选择证据的标准

9. 清楚描述证据的强度和局限性

10. 清楚描述形成推荐建议的方法

11. 形成推荐建议时考虑了对健康的益处、副作用以及危险

12. 推荐建议和支持证据之间有明确的联系

13. 指南在发布前经过外部专家评审

14. 提供指南更新的步骤

领域 4. 清晰性

15. 推荐建议明确，不含糊

16. 明确列出不同的选择或卫生问题

17. 容易识别重要的推荐建议

AGREE Ⅱ评价工具

领域 5. 应用性

18. 指南描述了应用时的促进和阻碍因素

19. 指南提供应用推荐建议的意见和 / 或工具

20. 指南考虑了推荐建议应用时潜在的相关资源

21. 指南提供了监督和 / 或审计标准

领域 6. 独立性

22. 赞助单位的观点不影响指南的内容

23. 指南开发小组成员的利益冲突要记载并公布

指南全面评价

1. 指南总体质量的评分

2. 我愿意推荐使用该指南

(3) AGREE Ⅱ评价工具的评分方法

推荐至少有 2 个最好是 4 个评价员来评价每个指南，这样可以增加评价的可靠性。AGREE Ⅱ工具的每一个条目和二个全面评价条目均按 7 分划分等级。1 分代表很不同意，如果没有与 AGREE Ⅱ条目相关的信息或者报告的概念非常差，则为 1 分；7 分代表很同意，如果报告的质量很高，满足用户手册要求的所有标准和条件，则为 7 分；若条目报道不能满足全部标准或条件，则根据不同情况给予 2 ~ 6 分。

在计算评分的过程中需要注意的是，AGREE Ⅱ工具应分别计算各领域的质量分值。6 个领域的分值是独立的，不能将其合并为一个单一的质量分值。每个领域得分等于该领域中每一个条目分数的总和，并标准化为该领域可能的最高分数的百分比。
例如：

4 位评价者给领域 1（范围和目的）的评分如下

	条目 1	条目 2	条目 3	总计
评价者 1	5	6	6	17
评价者 2	6	6	7	19
评价者 3	2	4	3	9
评价者 4	3	3	2	8
总计	16	19	18	53

领域分值是：

$$\frac{实际得分 - 最小可能得分}{最大可能得分 - 最小可能得分} \times 100\%$$

因此，举例中领域 1 的分数为：

最大可能得分 = 7（很同意）× 3（条目）× 4（评价者）= 84
最小可能得分 = 1（很不同意）× 3（条目）× 4（评价者）= 12

$$该领域分数 = \frac{53-12}{84-12} \times 100\% = 0.5694 \times 100\% \approx 57\%$$

通过各领域的分值对不同指南进行比较，并在完成了这 23
个条目评价之后，AGREE Ⅱ 用户还应当完成 2 个指南的全面评
价条目。全面评价需要评价者考虑到每个评价标准，对指南的质
量做出一个准确的综合判断，并要求回答是否推荐使用该指南。

参考文献

World Health Organization. WHO 指南制定手册－第 2 版（中文版）[S/OL]. http://www.who.int/publications/guidelines/WHO_hb_for_guideline_ development_2ed_Chinese.pdf.

跋

循证茶座这六年——循证可以如此简单

2018 年 5 月 7 日上午，首都医科大学附属北京中医医院急诊楼 510 室，也就是北京市中医研究所会议室，第 60 次循证茶座如期进行，今天品茗的是福建正山小种，一缕茶香冉冉，正在进行中医肾病科和中医儿科的临床研究方案逐字逐句的细节研讨，随后是主题为中医药标准化指南制定遇到的问题和解决思路的讨论，最后进行了英文读书会《医生的修炼》的分享。这次的活动，正好秉承了循证茶座的三个原则：①做踏实具体的事情；②引发思考和实践对策；③倡导读书的情怀。其中，做具体的事情排在第一位。

人生总会面临各种苦难，然而人生很短，没有抱怨的时间。如果面对泥淖，裹足不前，只有陷下去，被淹没掉。所以，无论何种情况，你都有正能量的空间。如同循证面对的挑战，艰难，临床研究的困惑，知情同意的不堪，伦理审查的刁钻，数据核查的死板，都可以成为放弃的理由，然而，只有经过这些的千锤百炼，峰回路转，你才会发现，循证原来可以如此的美，如此的简单，可以很有诗意，也可以成为我们的欢喜，爱恋和信仰空间。

2011 年的冬天，还是 QQ 的时代，我和陈耀龙在一个冬天，一碗刀削面之后，商谈了明年春天的研讨，随后因为航班匆匆分别，却在分别对刚才的话题意犹未尽，很多重要的想法就是在喝咖啡的时候碰撞出来并且实施的，没想到刀削面也有这个功效。

那么，我们作为循证医学年轻的一代，能做些什么，于是，我们就在 QQ 里面，继续探讨着循证茶座的雏形，希望以茶会友，在循证领域，探讨具体问题的解决，共抒循证文化的情怀，再后来就一起在丁香园建立了相关的帖子，并且约三五好友，开始循证茶座的轨迹。

从 2012 年 3 月 24 日周六下午 15 点开始的第一次活动开始，到今天，循证茶座走过了 6 年的历程，地点也经历了中国中医科学院西苑医院我的办公室、字里行间书店的阅读室、兰州大学中国医师协会的年会青年分论坛、中国中医药信息研究会临床研究分会分论坛、北京中医药大学东直门医院中医内科学重点实验室等一系列据点变迁，目前主要的活动地点是首都医科大学附属北京市中医研究所的会议室。现在对于首都医科大学附属北京中医医院 / 北京市中医研究所循证中心来说，举办定期的循证茶座已经成为一种习惯，每周一上午 8：30 ~ 11：30，都是我们在这里深入探讨、学习、思考及实践的时间，也有流动的地点和参加的茶友，徜徉在临床科研的细节和空间，才能在一个又一个具体的方案实践中磨炼临床科研的火眼金睛，学会适合中医临床科研的七十二变。

从在丁香园循证版的发帖，到现在发展成 300 余人的微信群，循证茶座历来遵循严格的入群规定。因为，我们征集的是循证茶座的主人，而不是观众或客人，每一个茶座人，都有奉献和分享的思维，能在临床循证领域，带来自己的思想和践行的脚步，不求观点思路相同，但求有自己的真知灼见的碰撞。在群里，有我的老师和业内知名大咖，也有我的学生，锐意进取的九零后，更多的是同龄的兄弟姐妹们，和满满的不会割舍的循证情怀。在一次次面对面交流分享中，以及跨国的群内语音讲座中，不论先辈后学，教授学生，在循证面前，我们都是践行者，为推动临床科研，一直在路上。

王一方教授为《医生的修炼》一书撰写的推荐序《生命之思与医学之悟》中讲到，"无论是医生，还是患者，都要接纳临床的复杂性，预设一份豁达，才能体验技术征服，超越后的愉悦；才能体验到医术是心术，不可先知，不可全知的不确定性。一半是直觉思维（叙事医学），循证思维（精准医疗），两者水乳交融；一会儿是直觉后的循证，一会儿是循证后的直觉。"读完这句话的时候，我在想，医生是一个修炼的过程，对于生命的体会，医生有着得天独厚的优势资源来面对生死，那么，这份修炼，是患者带来的，还是来自于自己体会的，这都不重要了，最关键的是，循证叙事临床带给你的安宁与灵魂的慰藉。

这次循证茶座结束了，面对方案中纳入标准的讨论还在继续，对于样本量估算的问题，也在交流，对于标准化指南GRADE 软件的使用，仍在测试，还有几篇即将投稿的论文，正在逐字逐句阅读……

回顾过去的六年：循证茶座合作者部分成果统计：

共同出版书籍 5 部；

发表 SCI 论文 16 篇（部分文末有致谢）；

发表核心期刊论文 50 余篇；

国家自然基金以及科研课题讨论后中标 10 余项；

成员举办各种各类学术交流研讨会 20 余场；

走过的路在脚下，前进的路，也在脚下……

感恩此刻与你相遇。

2018 戊戌年于甫寸斋

NOTES 笔记